Doris Pink

Alt, sozial benachteiligt und übergewichtig

Die Auswirkung der Adipositas im Alter auf die Pflege in Langzeiteinrichtungen

Diplomica® Verlag GmbH

Pink, Doris: Alt, sozial benachteiligt und übergewichtig: Die Auswirkung der Adipositas im Alter auf die Pflege in Langzeiteinrichtungen.
Hamburg, Diplomica Verlag GmbH 2012

ISBN: 978-3-8428-8741-1
Druck: Diplomica® Verlag GmbH, Hamburg, 2012

Bibliografische Information der Deutschen Nationalbibliothek:
Die Deutsche Nationalbibliothek verzeichnet diese Publikation in der Deutschen Nationalbibliografie; detaillierte bibliografische Daten sind im Internet über http://dnb.d-nb.de abrufbar.

Die digitale Ausgabe (eBook-Ausgabe) dieses Titels trägt die ISBN 978-3-8428-3741-6 und kann über den Handel oder den Verlag bezogen werden.

Dieses Werk ist urheberrechtlich geschützt. Die dadurch begründeten Rechte, insbesondere die der Übersetzung, des Nachdrucks, des Vortrags, der Entnahme von Abbildungen und Tabellen, der Funksendung, der Mikroverfilmung oder der Vervielfältigung auf anderen Wegen und der Speicherung in Datenverarbeitungsanlagen, bleiben, auch bei nur auszugsweiser Verwertung, vorbehalten. Eine Vervielfältigung dieses Werkes oder von Teilen dieses Werkes ist auch im Einzelfall nur in den Grenzen der gesetzlichen Bestimmungen des Urheberrechtsgesetzes der Bundesrepublik Deutschland in der jeweils geltenden Fassung zulässig. Sie ist grundsätzlich vergütungspflichtig. Zuwiderhandlungen unterliegen den Strafbestimmungen des Urheberrechtes.

Die Wiedergabe von Gebrauchsnamen, Handelsnamen, Warenbezeichnungen usw. in diesem Werk berechtigt auch ohne besondere Kennzeichnung nicht zu der Annahme, dass solche Namen im Sinne der Warenzeichen- und Markenschutz-Gesetzgebung als frei zu betrachten wären und daher von jedermann benutzt werden dürften.

Die Informationen in diesem Werk wurden mit Sorgfalt erarbeitet. Dennoch können Fehler nicht vollständig ausgeschlossen werden, und der Diplomica Verlag, die Autoren oder Übersetzer übernehmen keine juristische Verantwortung oder irgendeine Haftung für evtl. verbliebene fehlerhafte Angaben und deren Folgen.

© Diplomica Verlag GmbH
http://www.diplomica-verlag.de, Hamburg 2012
Printed in Germany

Inhaltsverzeichnis

Inhaltsverzeichnis I

Abbildungsverzeichnis VI

Tabellenverzeichnis VIII

Formelverzeichnis VIII

Abkürzungsverzeichnis IX

Abstract X

1. Einleitung 1

2. Definitionen und Klassifikationen 4

    2.1 sozioökonomischer Status 4

    2.2 Armut 4

        2.2.1 absolute Armut 4

        2.2.2 relative Armut 5

        2.2.3 Armutsgefährdung 5

        2.2.4 akute Armut (Definition in Österreich) 7

    2.3 soziale Ungleichheit 7

    2.4 soziale Schicht 8

    2.5 Sozialschichtindex 9

    2.6 Sozialindex 9

    2.7 der soziale Gradient 10

    2.8 Morbidität 11

    2.9 Mortalität - Sterblichkeit 11

    2.10 Übergewicht - Adipositas 12

3.   Soziale Ungleichheit in der Gesundheit 14

    3.1 Auswirkungen der sozialen Ungleichheit auf die Gesundheit der betroffenen Bevölkerung 15

    3.2 sozial benachteiligte und vulnerable Bevölkerungsgruppen 17

4.   Ernährung 18

    4.1 aktuelle Ernährungssituation der österreichischen Bevölkerung 18

    4.2 Ernährungsarmut 19

    4.3 Ernährungsverhalten von Personen mit niedrigem Sozialstatus 19

    4.4 Personen mit Migrationshintergrund 23

    4.5 weitere mögliche Ursachen für ungesundes Ernährungsverhalten der Unterschicht 25

5.   Körperliche Aktivität 26

    5.1 allgemeiner Bewegungsmangel 26

    5.2 körperliche Aktivität je nach Sozialstatus 27

    5.3 Ursachen der sozialen Unterschiede in Bezug auf die Bewegung 28

6.   Weltweite Herausforderung – Adipositas 28

    6.1 Epidemiologie der Adipositas 29

    6.2 Prävalenz der Adipositas 33

    6.3 neue Form der Armut – Übergewicht und Adipositas 35

    6.4 Risiko für Begleit- und Folgeerkrankungen bei Adipositas 41

    6.5 erste Krankheitssymptome auf Grund von Adipositas 42

6.6 das metabolische Syndrom 43

6.7 Diabetes Typ-2 44

6.8 Übersicht weiterer Begleit- und Folgeerkrankungen von Adipositas 44

7. Erklärungsansätze des sozialen Gradienten 45

8. Studien 53

8.1 Kinder - und Jugendgesundheitsstudie KiGGS und Vergleiche in Österreich (Ernährungsbericht 2008) 53

8.2 die HBSC - Studie 56

8.3 Grazer Studie - Entwicklung der Adipositas in Österreich-Erwachsenenpopulation 59

9. Adipositas im Alter 60

9.1 Alltagsprobleme alter Menschen mit Adipositas 62

9.2 Wohnverhältnisse in Privathaushalten 63

9.3 adipöse Menschen im Altersheim 63

9.4 Ernährungsverhalten alter Menschen zu Hause vs. Ernährungsverhalten der Menschen im Altersheim 69

10. Lebenserwartung in Österreich 71

11. Lebenserwartung - Prognosen bei Adipositas 71

12. Entwicklung der Pflegebedürftigkeit – Prognosen für Österreich 73

13. Adipositas als systemisches Risiko 75

14. Empirie 77

15. Auswertung : 80

16. Übergewicht und Adipositas-ökonomische Betrachtung und
    Konsequenzen 86

17. Prävention 88

   17.1 Termini der Prävention 88

   17.2 primäre Adipositasprävention 90

      17.2.1 richtige Ernährung 91

      17.2.2 Essen und Trinken nach den 10 Regeln der DGE 92

      17.2.3 Empfehlungen für körperliche Aktivität 92

   17.3 Verhältnisprävention bei sozial Benachteiligten 93

      17.3.1 Setting - Ansatz in der Gesundheitsförderung 94

      17.3.2 Projektbeispiel – Setting Schule 95

      17.3.3 Präventionskonzept - Nordrhein-Westfalen 96

   17.4 Adipositasprävention beim alten Menschen 97

   17.5 die Verringerung gesundheitlicher und sozialer Ungleichheit in Europa 97

   17.6 Gesundheitspolitische Maßnahmen zur Behebung sozialer Ungleichheit .. 98

   17.7 gesetzliche Grundlage in Österreich für Prävention und Gesundheitsförderung 99

18. Historischer Überblick und Maßnahmen der EU
    und WHO gegen Adipositas 100

   18.1 Maßnahmen der EU 100

   18.2 Maßnahmen der WHO Europa 102

   18.3 aktuelle Maßnahmen der europäischen Union 103

19. Ausblick 104

Fazit 107

Literaturverzeichnis 109

Internetverzeichnis 111

Abbildungsverzeichnis

Abbildung 1 - Armutsgefährdung in Österreich 6

Abbildung 2 - Bevölkerungspyramide–Schichtungsmodell nach Scheuch 8

Abbildung 3 - Sozialer Gradient von Morbidität & Mortalität 10

Abbildung 4 - Die androide und die gynoide Fettverteilung 13

Abbildung 5 - Das Modell der gesundheitlichen Ungleichheit nach Mielck 17

Abbildung 6 - Übergewicht und Adipositas Europa und Amerika von
1960 bis 1994 gesamt 29

Abbildung 7 - Übergewicht/Adipositas Europa, 1985 bis 2008 30

Abbildung 8 - Übergewicht/Fettleibigkeit in 25 EU-Staaten 2007 31

Abbildung 9 - Übergewicht im Kindesalter in Deutschland 32

Abbildung 10 - Übergewicht/Adipositas Vergl.1999 u. 2006,
Gesundheitsbefragung 2007 33

Abbildung 11 - Anteil Übergewichtiger und Adipöser in der Bevölkerung 2009 34

Abbildung 12 – Adipositasprävalenz bei Erwachsenen mit niedrigem und hohem
Bildungslevel 36

Abbildung 13 - Prävalenz von Adipositas nach Erwerbsstatus, Alter und
Geschlecht in % in Österreich 37

Abbildung 14 - BMI nach Migrationshintergrund und Geschlecht 40

Abbildung 15 - in Ländern mit größerer Ungleichheit leiden mehr Erwachsene an
Adipositas 51

Abbildung 16 - Wahrscheinlichkeit für adipöse Kinder, auch als Erwachsener übergewichtig zu sein, abhängig vom Alter des Kindes und dem Anteil adipöser Eltern (2007).. 53

Abbildung 17 - Adipositas bei Kindern je nach Herkunft (Migrantenstatus) 54

Abbildung 18 - Adipositas bei Kindern und Jugendlichen je nach Sozialstatus 55

Abbildung 19 - Modell-Verknüpfung,Armut und Krankheit im Kindes und Jugendalter 56

Abbildung 20 - Die teilnehmenden Länder der HBSC-Studie 57

Abbildung 21 - Verteilung des Body-Mass-Index (BMI) bei österreichischen älteren Erwachsenen (≥55 Jahre), getrennt nach Alter (n=816) 61

Abbildung 22 - Prognosevarianten zur Zahl betreuungsbedürftiger Personen, Badelt et al (1996) 74

Abbildung 23 - Bettenanzahl in Ihrer Einrichtung 80

Abbildung 24 - Anzahl der Bewohner in den Einrichtungen mit BMI >25 81

Abbildung 25 - Anteil der Frauen in den Einrichtungen 81

Abbildung 26 - Bewohneranzahl in Einrichtung die auf Obst und Gemüse Wert legen..... 82

Abbildung 27 - bevorzugte Speisen von Bewohnern mit geringem Ausbildungsgrad in den Einrichtungen 82

Abbildung 28 - Anzahl der Hebehilfen in den Einrichtungen 83

Abbildung 29 - Häufigkeit der Jahreskrankenstände wegen Wirbelsäulenproblemen in den Einrichtungen 83

Abbildung 30 - Anteil der Selbstzahler in den Einrichtungen 84

Abbildung 31 - Anteil der Bewohner mit abgeschlossener Berufsausbildung 84

Tabellenverzeichnis

Tabelle 1 - Gewichtsklassifikation bei Erwachsenen anhand des BMI 12

Tabelle 2 - Beurteilung der Fettverteilung 14

Tabelle 3 - Adipositasprävalenzen nach Alter, Geschlecht und sozioökonomischen Faktoren 38

Tabelle 4 - Risikokategorien Adipositas assoziierte Erkrankungen 41

Tabelle 5 - Risiko für Begleit-und Folgeerkrankungen 42

Tabelle 6 - Energie und Makronährstoffaufnahme, getrennt nach dem Geschlecht. 69

Formelverzeichnis

Formel 1 - BMI 12

Formel 2 - Odds 38

Formel 3 - OR 39

Abkürzungsverzeichnis

BMGF	österreichische Bundesministerium für Gesundheit und Frauen
CAPI- Erhebung	Computer Assisted Personal Interviewing
DGE	Deutsche Gesellschaft für Ernährung
Eurostat	statistisches Zentralamt der europäischen Union
Die EU-SILC	Gemeinschaftsstatistik über Einkommen und Lebensbedingungen
IDF-Definition	International Diabetes Federation 2005
PEDF	pigment epithelium-derived factor
SA	sarkopenische Adipositas
SILC	Community Statistics on Income an Living
WHO	Weltgesundheitsorganisation

Abstract

Im Rahmen der vorliegenden Untersuchungen, wurden die Ursachen, die Auswirkungen und Folgen des Übergewichtes und der Adipositas (Fettleibigkeit) beim alten Menschen erforscht. Wie entscheidend auch der soziale Status der einzelnen Menschen auf das Entstehen von Übergewicht und Adipositas Einfluss hat, wurde in diesem Werk aufgezeichnet und muss leider nüchtern und schmerzlich zur Kenntnis genommen werden.

Die Prävalenz von Übergewicht und Adipositas ist bei Kindern und Erwachsenen mit niedriger Schulbildung höher – dies zeigen Daten und Ergebnisse aktueller deutscher und weltweiter Studien und Befragungen.

In Österreich gibt es dazu leider nur wenige Forschungen zu diesem Thema. Da die Problematik der Adipositas, als auch die demografische Entwicklung in vergleichbaren Ländern sich aber ähnlich wie in Österreich verhält, konnte international recherchiert werden und diese Daten für diese Forschungszwecke verwendet werden.

Im empirischen Teil dieser Studie wurde aufgezeigt, wie viele adipöse und sozial benachteiligte Menschen bereits in der Gegenwart in untersuchten Langzeitpflegeeinrichtungen leben. Ebenso wurde erhoben, wie sehr das Pflegepersonal bereits unmittelbar durch Übergewicht oder Adipositas belastet ist.

Aufgrund der theoretischen Ergebnisse in diesem Buch und dem Ergebnis der aktuellen Situation in den bewerteten Pflegewohnhäusern muss daher der Schluss gezogen werden, dass es in den nächsten Jahren zu einem weiteren Anstieg adipöser Menschen kommen wird, die betreut werden müssen. Präventive Maßnahmen gegen Übergewicht und Adipositas werden zwar getroffen, dennoch ist die Gesellschaft nicht ausreichend vorbereitet auf diese Welle der Generation adipöser und alter Menschen. Die Auswirkungen und Folgen der Adipositas sind ein erhebliches Problem für Betroffene und die gesamte Gesellschaft. Präventionsbemühungen müssen daher intensiv weiter verstärkt werden.

1. Einleitung

Mein Interesse für das Problem des Übergewichtes und der Adipositas resultiert einerseits aus den Erfahrungen, die ich in meiner langjährigen Berufstätigkeit im Bereich der Pflege gemacht habe und andererseits aus den Erfahrungen, die ich mit meinen eigenen Kindern und deren Freunden gemacht habe und immer noch mache.

In den 80iger Jahren, zu Beginn meiner beruflichen Laufbahn, hatte ich kaum übergewichtige oder adipöse Kolleginnen und noch weniger oft übergewichtige männliche Kollegen. Grund dafür war natürlich auch, dass der Anteil der männlichen Pfleger damals noch geringer war, als in der Gegenwart. Adipöse Patienten waren ebenso eine Seltenheit. Elektronische Medien, wie sie heutzutage in Gebrauch sind und uns zur Bewegungsarmut und in weiterer Folge zu Übergewicht und Adipositas führen, waren damals noch in ihren Kinderschuhen und hatten somit keinen Einfluss auf die breite Gesellschaft.

War meine Tochter in den 80iger Jahren mit ihren Spielgefährten auf Abenteuerreise im „wirklichen Wald" unterwegs, habe ich im Jahr 2012 Mühe, meinem Sohn, der 21Jahre später zur Welt kam, die Spielzeit in der „virtuellen Welt" kurz zu halten, um ihn zur aktiven Bewegung an der frischen Luft zu animieren.

Ich bin bei der Erziehung meiner Söhne mit einer Vielzahl elektronischer Medien konfrontiert. Das Angebot von Medien wie Fernseher, Nintendo und Computerspielen ist enorm und sehr verlockend. Es gibt auch immer weniger gleichaltrige Kinder, die da wären, um gemeinsam aktiv zu spielen und sich mit Freude zu bewegen.

Übergewicht und Adipositas entsteht aber meist schon beim jungen Menschen und nicht erst beim alten Menschen. Der junge Mensch kann körperliche Schwachstellen die aufgrund seines Übergewichtes entstanden sind, oft lange kompensieren. Der alte Mensch, der sowieso mit dem physiologischen Abbauprozess seines Körpers zu kämpfen hat, verringert dadurch seine Lebensqualität und oft auch Lebensdauer. Beim alten Menschen kann dann oft nur mehr eine „Schadensbegrenzung" gemacht werden.

Gesundheit ist aber ein Menschenrecht. Das wichtigste völkerrechtliche Abkommen zum Schutz des Rechts auf Gesundheit ist der internationale Pakt über wirtschaftliche, soziale und kulturelle Rechte (UN-Sozialpakt), der am 19.12.1966 geschlossen wurde. Diesem Pakt zufolge versteht man das Recht auf Gesundheit als das Recht eines jeden Menschen auf das für ihn bzw. sie erreichbare Höchstmaß an körperlicher und geistiger Gesundheit (UN-Sozialpakt, Artikel 12 Absatz 1). Im Sinne des UN-Sozialpakts eröffnet das Recht auf Gesundheit einen Anspruch auf Zugang zur bestehenden Infrastruktur der öffentlichen Gesundheitsversorgung. Das Recht auf Gesundheit soll ohne Diskriminierung gewährleistet werden.[1]

Auch Deutschland und Österreich haben sich diesem Pakt angeschlossen und haben somit die Pflicht, die darin enthaltenen Rechte für die im Land lebenden Menschen zu respektieren, gegenüber Dritten zu schützen und zu gewährleisten[2]

Ein sozialer Rechtsstaat hat ebenso die Verpflichtung durch seine Institutionen sozialen Ausgleich und Frieden zwischen den Angehörigen der verschiedenen gesellschaftlichen Schichten zu schaffen und dem Individuum Entlastung vom Daseinsdruck zu garantieren.[3]

Die Ernährung der Menschen im Land, unabhängig vom Alter und dem sozialen Status der einzelnen Personen, ist ein Teil des Gesundheitsbereiches, für den der Staat ebenso mitverantwortlich ist.

---

[1] Vgl. deutsches Institut für Menschenrechte. Gibt es ein Menschenrecht auf Gesundheit? Verfügbar unter: http://www.dimr.eu/questions.php?questionid=174 (Stand: 2011-12-13).

[2] Vgl. Gesamte Rechtsvorschrift für Internationaler Pakt ü. wirtschaftliche, soziale u. kulturelle Rechte(2012). Verfügbar unter:
http://www.ris.bka.gv.at/GeltendeFassung.wxe?Abfrage=Bundesnormen&Gesetzesnummer=10000629 (Stand: 2012-01-11).

[3] Vgl. Soziale Schichtung. Theorien sozialer Ungleichheit. Vortrag von Prof. Mag. DDDr. Erwin Riefler (Sir Karl Popper Society). Verfügbar unter: http://www.poppersociety.net/documents/Soziale_Schichtung.pdf, S.10. (Stand: 2008-03-28).

Für den Ernährungsplan und deren Umsetzung in Langzeitpflegeeinrichtungen sind vor allem die Pflegedienstleitung und das diplomierte Pflegepersonal zuständig. Nach wie vor beschäftigen sich Zuständige aber mehr mit den Ursachen und Folgen von Mangelernährung bei Untergewicht, als mit dem zunehmenden Anstieg der Zahl adipöser, alter Menschen. Adipositas ist aber eine chronische Krankheit, die auch im Alter mit einer eingeschränkten Lebensqualität verbunden ist.

Der Aufbau dieses Buches gliedert sich wie folgt:

Im ersten Abschnitt werden verschiedene Definitionen und Klassifikationen erläutert.
Das Hauptkapitel behandelt die Ursachen, die Folgen und die Auswirkungen einer Adipositas. Auf die Entstehung der Adipositas aufgrund eines niedrigen Sozialstatus wird in den einzelnen Kapiteln gesondert und speziell eingegangen.

Der pflegerische Aspekt der Betreuung adipöser Menschen und die Herausforderung, vor der speziell das Pflegepersonal in der Gegenwart steht und auch in der Zukunft stehen wird, werden im neunten Kapitel erfasst.

Zentrale Fragen, die besonderes wesentlich erscheinen, sind: „Wird es in den nächsten Jahren zu einem Anstieg von sozial schwachen und adipösen Menschen in Langzeitpflegeeinrichtungen kommen?" Werden wir die pflegerische Qualität bei der Versorgung adipöser, alter Menschen in Langzeitpflegeeinrichtungen aufrechterhalten können? Die Betreuung von alten und adipösen Menschen fordert von Pflegeheimbetreibern andere bauliche Strukturen und einen größeren Personaleinsatz. Wenn aber vor allem sozial benachteiligte alte Menschen an Übergewicht und Adipositas leiden, wie wird sich die Finanzierung der Pflege gestalten?

Der Schlussteil des Buches widmet sich dem Thema der „Prävention" und den möglichen Gegenmaßnahmen, um eine weitere Verbreitung der Adipositas zu verhindern.

2. Definitionen und Klassifikationen

2.1 sozioökonomischer Status

Der sozioökonomische Status eines Menschen bezeichnet ein Bündel von Merkmalen seiner Lebensumstände.[4]

Dieser Status drückt die relative Position im gesellschaftlichen Gefüge von Privilegien und Wohlstand aus. Er lässt sich nach finanziellen Ressourcen, Bildungsgrad und Grad der gesellschaftlichen Anerkennung bestimmen.[5]

2.2 Armut

Eine einzige Definition der Armut gibt es nicht. Man unterscheidet grundsätzlich zwei Arten der Annäherung. Die eine davon definiert den Begriff der Armut mit Hilfe von Statistiken und Erhebungen, die andere Annäherung an den Begriff Armut versucht weiter zu greifen und stellt das subjektive Armutsempfinden in den Mittelpunkt. Es gibt aber eine Reihe von Armutsbegriffen.

Grundsätzlich wird zwischen **absoluter** und **relativer** Armut unterschieden.

2.2.1 absolute Armut

Absolute Armut ist ein Leben am äußersten Rand der Existenz. Sie ist gekennzeichnet durch eine unzureichende Mittelausstattung, um lebenswichtige Grundbedürfnisse zufrieden stellen zu können. Absolut arme Menschen leiden unter schwerwiegenden Entbehrungen und müssen permanent um ihr Überleben kämpfen.[6]

---

[4] Vgl. Schwetz,H. Samac,K. Stressegger-Einfalt,R.(2010) Einführung in das quantitativ orientierte Forschen und erste Analysen mit SPSS18, S.175.

[5] Hurrelmann, K. (2006) Gesundheitssoziologie: Eine Einführung in sozialwissenschaftliche Theorien von Krankheitstheorien und Gesundheitsförderung. Völlig überarbeitete Auflage. Weinheim und München,S.25.

[6] Vgl. Deutsches Institut für Armutsbekämpfung. Relative Armut (2008) verfügbar unter: http://www.armut.de/definition-von-armut_relative-armut.php (Stand: 2012-02-07).

Das heißt, betroffene Menschen verfügen nicht einmal über ausreichende Nahrung, Kleidung, Wohnung und gesundheitliche Betreuung. In dieser Situation sind sie vom Tod durch Hunger, Erfrieren oder durch Krankheiten, die unter normalen Umständen heilbar sind, bedroht. Formen absoluter Armut sind vorwiegend in der sogenannten Dritten Welt und vermehrt in den osteuropäischen Staaten zu beobachten. Jedoch leben auch in Deutschland und Österreich zunehmend mehr Menschen am Rande dieser Armutsgrenze.[7]

2.2.2 relative Armut

Unter relativer Armut versteht man eine Unterversorgung an materiellen und immateriellen Gütern und eine Beschränkung der Lebenschancen, und zwar im Vergleich zum Wohlstand der jeweiligen Gesellschaft.[8]

Sie ist eine extreme Form sozialer Ungleichheit innerhalb einer Gesellschaft und besteht dann, wenn die Lebenslage von Betroffenen so weit unter den durchschnittlichen Lebensverhältnissen liegt, dass sie sozial ausgegrenzt werden (Randgruppen). Menschen, die relativ arm sind, verfügen über das Existenzminimum. Bei relativer Armut handelt es sich somit um eine unterdurchschnittliche Ausstattung mit ökonomischen Mitteln, gemessen am Durchschnitt der jeweiligen Gesellschaft.[9]

2.2.3 Armutsgefährdung

Als armutsgefährdet gelten Personen mit niedrigem Haushaltseinkommen. Seit 2003 wird die Armutsgefährdung mit der Erhebung EU-SILC ermittelt, die Armutsgefährdungsquote lag zwischen 2003 und 2005 zwischen 12 und 13% (2005: 12,3%, 2004: 12,8%, 2003: 13,2%), die Unterschiede sind jedoch auf

---

[7] Vgl. Definition Armut(2012).Verfügbar unter: www.sign-lang.uni hamburg.de/projekte/slex/seitendvd/konzepte/L50/L5034.htm (Stand: 2012-02-07).

[8] Vgl. Deutsches Institut für Armutsbekämpfung. Relative Armut (2008). Verfügbar unter: http://www.armut.de/definition-von-armut_relative-armut.php (Stand: 2012-02-07).

[9] Vgl. Armut, Uni Hamburg. Verfügbar unter: www.sign-lang.uni-hamburg.de/projekte/slex/seitendvd/konzepte/L50/L5034.htm (Stand: 2012-01-13).

Grund der Zufallsschwankungen nicht repräsentativ und daher nicht interpretierbar. Die in der europäischen Sozialberichterstattung verwendete Armutsgefährdungsschwelle liegt bei 60% des Medians des äquivalisierten Jahresnettoeinkommens, das ist das bedarfsgewichtete Pro-Kopf-Einkommen. Äquivalisiert ist also die Summe aller Erwerbs- und sonstiger Einkommen bezogen auf Haushaltsgröße (Personenanzahl) und Altersstruktur. Sie beträgt laut EU-SILC 2009 in Österreich 994 Euro pro Monat (12 Mal im Jahr) für einen Einpersonenhaushalt. Der besonders armutsgefährdete Personenkreis *(Abbildung 1, S. 6)* mit 12% Anteil, entspricht rund 993.000 Personen der Gesamtbevölkerung im Jahr 2009 in Österreich.

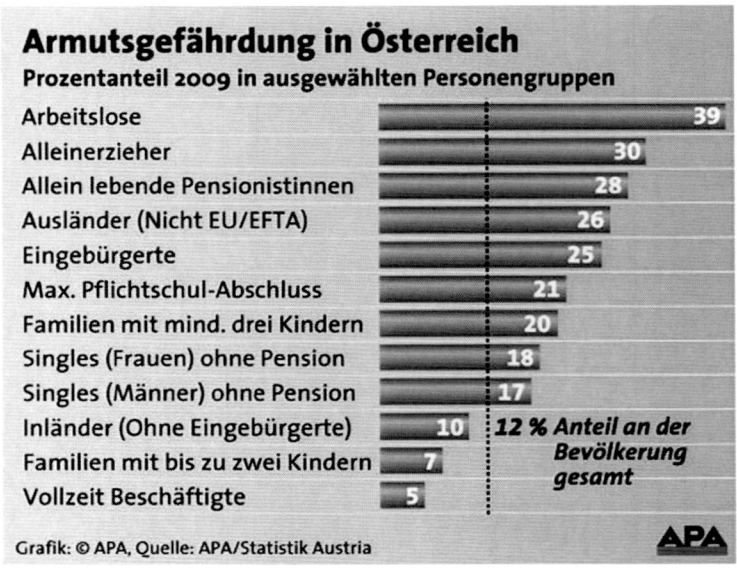

Abbildung 1 - Armutsgefährdung in Österreich[10]

Die EU-SILC (Gemeinschaftsstatistik über Einkommen und Lebensbedingungen), ist eine europaweite Erhebung und bildet die Grundlage für vergleichende Einkommensstatistik, sowie für Daten zu Armut und sozialer Ausgrenzung. Von Eurostat werden Zielvariable vorgegeben, die von den Mitgliedsstaaten für eine Mindestzahl von Haushalten geliefert werden müssen. Die konkrete Art der Datenerhebung bleibt den einzelnen Ländern vorbehalten.

---

[10] Statistik Austria

In Österreich wird EU-SILC als CAPI-Erhebung (Computer Assisted Personal Interviewing) durchgeführt. Die erste Erhebung fand in Österreich im Jahr 2003 statt. Die Feldarbeit wurde durch das Institut für empirische Sozialforschung (IFES) durchgeführt. Die Erhebung 2003 war als reine Querschnittserhebung konzipiert. Seit dem Jahr 2004 wird EU-SILC alljährlich als integrierte Quer- und Längsschnitterhebung durchgeführt.[11]

2.2.4 akute Armut (Definition in Österreich)

Von akuter Armut wird dann gesprochen, wenn zur bereits dargestellten Armutsgefährdung, das heißt zu den beschränkten finanziellen Verhältnissen, auch Einschränkungen zur Abdeckung grundlegender Lebensbedürfnisse treten. Das wird dann angenommen, wenn zusätzlich zum geringen Einkommen eine der folgenden fünf Situationen tritt:

- Substandardwohnung
- Rückstände bei Zahlungen von Mieten und Krediten
- Probleme beim Beheizen der Wohnung
- Unmöglichkeit, abgenutzte Kleidung durch neue Kleider zu ersetzen
- Unmöglichkeit, zumindest einmal im Monat nach Hause zum Essen einzuladen[12]

2.3 soziale Ungleichheit

Unter sozialer Ungleichheit wird die ungleiche Verteilung von Ressourcen und Gütern auf gesellschaftliche Positionen und die damit zusammenhängende Ungleichheit der Lebensbedingungen von Individuen und Personengruppen verstanden. Man spricht auch von horizontaler Ungleichheit in Bezug auf das

---

[11] Vgl. Statistik Austria, Armut und soziale Eingliederung. Verfügbar unter:
http://www.statistik.at/web_de/statistiken/soziales/gender-statistik/armutsgefaehrdung/index.html (Stand: 2012-01-05).

[12] Vgl. Schmid, T. Bürg, C. Troy, D, Wagner, A.SFS. sozial ökonomische Forschungsstelle. (2009): Familienbericht 2009. Kapitel: Armut und Armutsbedrohung,S.12f.

Geschlecht, der Nation, den Familienstand usw. und der vertikalen Ungleichheit in Bezug auf den Stand, die Klasse, die Schicht und die Lebenslage.[13]

2.4 soziale Schicht

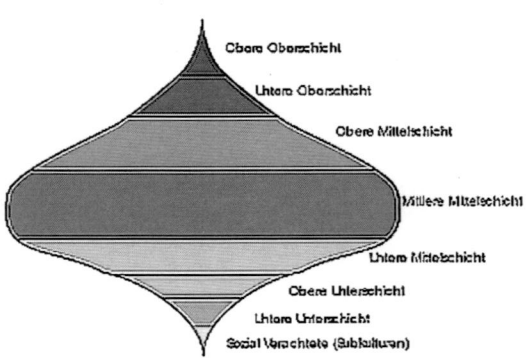

Abbildung 2 - Bevölkerungspyramide–Schichtungsmodell nach Scheuch

Die soziale Schicht ist eine Personengruppe, die sich hinsichtlich zentraler Merkmale wie Einkommen, Bildung und beruflicher Stellung in einer vergleichbaren Lage befindet *(Abbildung 2, S. 8)*. Sie ist auch ein soziologisches Konstrukt zur Beschreibung gesellschaftlicher Differenzierung (z.B. Oberschicht, obere und untere Mittelschicht, Unterschicht) und Identifizierung ungleich verteilter Lebensstile und Lebenschancen in der Bevölkerung (z.B. Lebenserwartung)[14]

---

[13] Vgl. Forschungsschwerpunkte der Abteilung, soziale Indikatoren: Soziale Ungleichheit. Verfügbar unter: www.gesis.org (Stand: 2008-02-13).

[14] Vgl. Ergebnisse des Forschungsprogramms „Soziale Ungleichheit von Gesundheit und Krankheit in Europa" der European Science Foundation Foundation. Johannes Siegrist Institut für Medizinische Soziologie Universität Düsseldorf. Verfügbar unter:
http://www.bundesaerztekammer.de/downloads/Top04SiegristFolien.pdf (Stand: 2012- 01-05).

2.5 Sozialschichtindex

Der Sozialschichtindex erfasst drei zentrale Indikatoren: Einkommen, Bildung und berufliche Stellung. Dem Grundgedanken des sozialen Ansehens einer gesellschaftlichen Formation zufolge wird davon ausgegangen, dass das Haushaltseinkommen die finanziellen Möglichkeiten anzeigt, dass das Ausmaß und die Qualität der Schul- und Weiterbildung als Indikator für vorrangiges Verhalten gilt und dass die berufliche Stellung des Hauptverdieners in der Familie die Wirkung des sozialen Umfeldes aufzeichnet.[15] Durch den Sozialschichtindex wird ein umfassendes Bild des sozioökonomischen Status vermittelt.[16]

2.6 Sozialindex

Der Sozialindex ist eine Zahl, welche die soziale Belastung von Schulgemeinden misst. Am wenigsten belastete Gemeinden haben den Index 100, am stärksten belastete den Index 120.[17] Der Sozialindex, wie in Deutschland geführt, berücksichtigt auf der Ebene der Schulamtsbezirke (kreisfreie Städte, Kreise) vier soziodemografische Merkmale: Arbeitslosenquote, Sozialhilfequote, Migrantenquote (Ausländer und Aussiedler) und Wohnsituation (=Quote der Wohnungen in Einfamilienhäusern). Die soziodemografischen Merkmale sind in der Schweiz ähnlich, allerdings mit dem Unterschied, dass anstatt der Sozialhilfequote die Sesshaftigkeitsquote zur Berechnung herangezogen wird. Die Zuweisung der Lehrstellen bzw. der Stellenanteile durch die Bezirksregierungen an die Schulämter erfolgt dann auf Grundlage des Sozialindexes. Die Stellen werden vorrangig den Schulen zugewiesen, die in einem schwierigen sozialräumlichen

---

[15] Vgl. Winkler,J. Stolzenberg,H. (1999): Der Sozialschichtindex im Bundesgesundheitssurvey, in: Das Gesundheitswesen 61 Sonderheft 2,1999,S.179ff.

[16] Vgl. Helmert, U.(2003): soziale Ungleichheit und Krankheitsrisiken,S.30ff.

[17] Vgl. Sozialindex: Das Wichtigste in Kürze. Bildungsdirektion Kanton Zürich .Bildungsplanung. (2004 - überarbeitet 2010). Verfügbar unter: http://www.bista.zh.ch/usi/downloads/Kurzbeschreibung%20Sozialindex.pdf (Stand: 2012-01-14).

Umfeld arbeiten und eine überdurchschnittlich hohe Anzahl von Kindern unterrichten, die besondere individuelle Förderung benötigen.[18]

2.7 der soziale Gradient

Als sozialen Gradienten *(Abbildung 3, S.10)* bezeichnet man den inversen (negativen) linearen Zusammenhang zwischen der sozialen Schichtenzugehörigkeit (gemessen durch Einkommen, Berufsprestige und Bildung) und Krankheits- und Sterblichkeitsrisiken.[19]

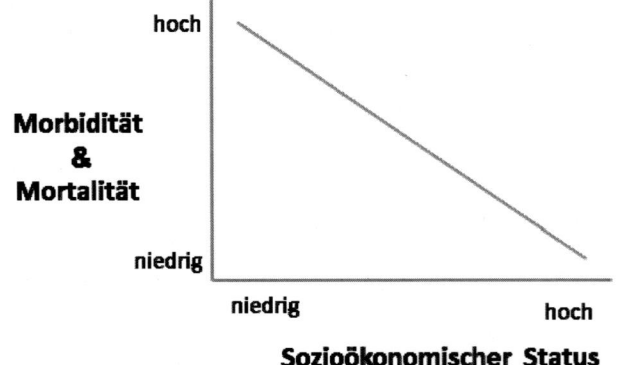

Abbildung 3 - Sozialer Gradient von Morbidität & Mortalität[20]

---

[18] Vgl. Schulministerium.NRW.DE Das Bildungsportal. Verfügbar unter: http://www.schulministerium.nrw.de/BP/Schulsystem/Statistik/Sozialindex/sozialindex/ (Stand: 2012- 01-09).

[19] Vgl. Wirtschaftsethik im Gesundheitswesen. Sommersemester 2008 Soziale Ungleichheit in der Gesundheitsversorgung. Universität Bayreuth PD Dr. Arne Manzeschke.Verfügbar unter: http://www.ethik.uni-bayreuth.de/downloads/WiG_10_Soziale_Ungleichheit.pdf(Stand:2012-01-16).

[20] Christian Janßen

Beispiel:

der soziale Gradient bei Morbidität *(siehe Kapitel 2.8 Morbidität, S.11)* und Mortalität besagt, dass je niedriger der sozioökonomische Status eines Menschen, gemessen über seine Bildung, seine berufliche Tätigkeit sowie sein Einkommen, desto höher ist sein Risiko, an einer chronischen Krankheit zu leiden bzw. vorzeitig - im Vergleich zur durchschnittlichen Lebenserwartung zu versterben.[21]

2.8 Morbidität

Morbidität (vom lateinischen Wort „morbidus" für „krank") ist ein „epidemiologisches" Krankheitsmaß. Es gibt die Krankheitshäufigkeit bezogen auf eine bestimmte Bevölkerungsgruppe an. Die gebräuchlichsten Indikatoren für Morbidität sind Punktprävalenz (Zahl der gegenwärtigen alten und neuen Krankheitsfälle bezogen auf einen definierten Zeitpunkt), Periodenprävalenz (Zahl der gegenwärtigen alten und neuen Krankheitsfälle in einer gegebenen Zeitperiode) und kumulative Inzidenz (Zahl der neuen Krankheitsfälle in einer gegebenen Zeitperiode). Wichtigste bevölkerungsbezogene Datenquellen für die Erfassung der Morbidität sind „Surveys" und Krankheitsregister.

Morbidität ist ein statistischer Begriff, der die Häufigkeit der Erkrankung von 1000 oder 10 000 beobachteten Personen in einem bestimmten Zeitraum erfasst.[22]

2.9 Mortalität - Sterblichkeit

Mortalität bezeichnet das Ausmaß der Todesfälle im Verhältnis zur Gesamtbevölkerung oder zu einzelnen Altersklassen. Sie wird global durch Sterbeziffern oder Sterberaten ausgedrückt und durch Sterbetafeln spezifiziert.[23]

---

[21] Vgl. Warum müssen arme Menschen früher sterben? Ein medizin-soziologischer Überblick über den Zusammenhang zwischen sozialer Ungleichheit und Gesundheit. Verfügbar unter: http://www.muenchner-wissen schaftstage.de/2011/upload/download/ JanenSozialeUngleichheitund_Gesundheit.pdf (Stand: 2012-01-13).

[22] Vgl. deutsches Bundesministerium für Gesundheit(2007). Verfügbar unter: http://www.die-gesundheitsreform.de/glossar/morbiditaet.html (Stand: 2008-01-24).

2.10 Übergewicht - Adipositas

Adipositas leitet sich aus dem lateinischen Wort „Adeps" (das Fett) ab und hat im weitesten Sinne den Ausdruck „Fettleibigkeit" im deutschen Sprachgebrauch ersetzt. Im Unterschied zum Übergewicht ist die Adipositas über die Körperfettmasse und nicht das Gewicht definiert, deswegen benutzt man für die Diagnose nicht das Gewicht sondern den sogenannten Quetelet Index, genannt nach einem französischen Wissenschaftler aus dem 19. Jahrhundert, heutzutage besser bekannt unter der Abkürzung BMI *(siehe Formel 1, S.12)*, die für Body Mass Index steht. Seine Definition lautet:

$$BMI = \frac{Körpermasse\ [kg]}{Körpergröße^2\ [m^2]}$$

Formel 1 - BMI

Tabelle 2: **Klassifikation von Übergewicht und Adipositas bei Erwachsenen mit Hilfe des Körpermassenindexes**

Einteilung	Körpermassenindex (kg/m²)
Untergewicht	< 18,5
Normalgewicht	18,5–25
Präadipositas	25–30
Adipositas	
– Adipositas Grad I	30–35
– Adipositas Grad II	35–40
– Adipositas Grad III	>40

Tabelle 1 - Gewichtsklassifikation bei Erwachsenen anhand des BMI[24]

Die Anwendung des BMI zur Definition von Übergewicht und Adipositas ist international akzeptiert, da der BMI auf leichte Art für alle Erwachsene unabhängig vom Geschlecht und Alter errechnet werden kann und gut mit der Körperfettmasse korreliert. Es ist eine graduierte Klassifikation *(Tabelle 1, S.12)* eingeführt worden, um Personen zu identifizieren, die ein erhöhtes Morbiditäts- sowie Mortalitätsrisiko

---

[23] Vgl. Gesundheitsberichterstattung des Bundes. Glossar. Verfügbar unter: http://www.gbe-bund.de/glossar/Mortalitaet.html (Stand: 2011- 09-16).

[24] Dr.med.Kurt April

haben: ein BMI (in kg/m²) von 18,5 bis 25 gilt als „normal", Patienten mit einem BMI von 25 bis 30 werden als übergewichtig (Präadipositas) bezeichnet. Bei Personen mit einem BMI von 30 bis 35 spricht man von Adipositas Grad I. Ein BMI von 35 bis 40 wird als Adipositas Grad II bezeichnet und bei einem BMI über 40 spricht man von Adipositas Grad III oder morbider, extremer Adipositas.

Eine weitere Klassifikation besteht in der Unterscheidung zwischen der peripheren, gynoiden, gluteal-femoralen Adipositas (der sog. Birnen Typ) bei der die Fettvermehrung vorwiegend im Bereich der Hüften und der Oberschenkel besteht und der abdominellen, viszeralen, androiden Adipositas (der sog: Apfel Typ) bei der die Fettvermehrung typischerweise im Abdominalbereich lokalisiert ist. Die androide Form ist häufiger bei adipösen Männern zu sehen, während die gynoide Form vermehrt bei den adipösen Frauen vorkommt *(Abbildung 4, S.13)*.

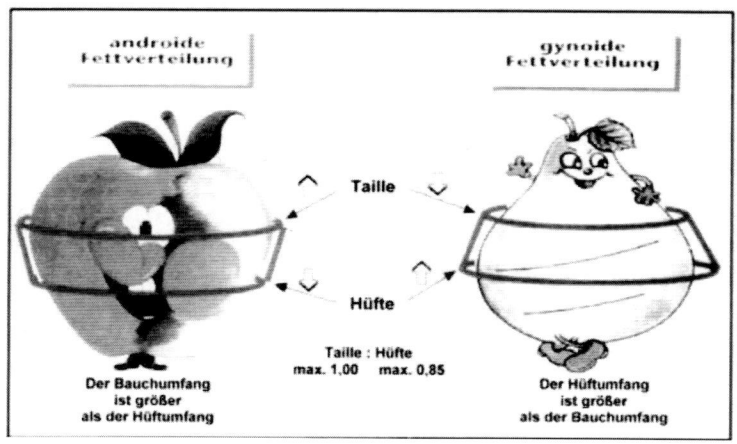

Abbildung 4 - Die androide und die gynoide Fettverteilung[25]

Diese Differenzierung liegt in der unterschiedlichen Fettverteilung. Das Fettverteilungsmuster hat maßgeblichen Einfluss auf das Mortalitäts- und Morbiditätsrisiko, denn der androide Typ stellt ein größeres Risiko für Komplikationen durch das verstärkte Vorhandensein von viszeralem Fett dar. Schon 1947 machte Vague die Entdeckung, dass die androide Fettverteilung mit den metabolischen Komplikationen korrelierte, während dies bei der gynoiden Form nicht der Fall war.

---

[25] Volker Pudel

Seitdem wurde diese Entdeckung mehrfach bestätigt. Heutzutage wird in nahezu jeder Publikation zur Adipositas auf diese Unterscheidung eingegangen, da sie sehr wichtig ist. Die Fettverteilung, Magermasse und Fettmasse im Körper, zur genaueren Klassifikation der Adipositas ermittelt man durch die Messung des Taillenumfangs. Die Taillenumfangmessung ist eine sehr einfach durchführbare Methode, um die abdominelle Fettmasse abzuschätzen, wodurch man schnell das kardiovaskuläre Risiko evaluieren kann.Bei der Taille-Hüfte-Relation oder WHR (waist-to-hip-ratio) werden der Taillenumfang in der Mitte zwischen Rippenbogen und Beckenknochen und der Hüftumfang in der Höhe des Trochanter major gemessen.[26] *(Tabelle 2, S.14)*

Tabelle 3: **Beurteilung der Fettverteilung**	
Quotient aus Taillen- und Hüftumfang	erhöhtes Risiko
Männer	>0,95
Frauen	>0,85
Messart Taillenumfang: Mitte zwischen Rippenbogen und Beckenkamm	
Messart Hüftumfang: Höhe Trochanter major	

Tabelle 2 - Beurteilung der Fettverteilung[27]

3. Soziale Ungleichheit in der Gesundheit

Soziale Ungleichheit hat einen erheblichen Einfluss auf die Gesundheit der jeweiligen Schichten. Ebenso die Sozialindikatoren Einkommen, Bildung und berufliche Stellung. Das Einkommen korreliert mit der Gesundheit der jeweilig betroffenen Personen.

---

[26] Vgl. Adipositas: Status des Freiburger Patientenkollektives zum Zeitpunkt der Erstvorstellung sowie Erfolge der Therapie. Ruetsch,R. (2009). Verfügbar unter:
http://www.freidok.unifreiburg.de/volltexte/6851/pdf/DissertationRuetsch.pdf (Stand: 2011-11-29).

[27] Dr.med.Kurt April

3.1 Auswirkungen der sozialen Ungleichheit auf die Gesundheit der betroffenen Bevölkerung

Im telefonischen Gesundheitssurvey 2003 vom Robert Koch-Institut, der im Auftrag des Bundesministeriums für Gesundheit durchgeführt worden ist, gaben vom Armutsrisiko betroffene Personen eine andauernde, beziehungsweise wiederkehrende Krankheit oder eine Gesundheitsstörung häufiger an, als Personen aus der Oberschicht.[28]

Eine entsprechend vorhandene Bildung stellt einen positiven Faktor für die allgemeine Gesundheit dar. Die Vermittlung von Wissen und Förderung individueller Anlagen und Begabungen unterstützt die gesundheitliche Entwicklung im Kindes- und Jugendalter und ist noch im Erwachsenenalter mit einem Gesundheitsgewinn verbunden.[29] Auch der letzte Sozialschichtindikator (berufliche Stellung) hat einen Einfluss auf die Gesundheit. Die Arbeitswelt kann eine Belastung und Gefährdung für die Gesundheit darstellen.

Die soziale Ungleichheit, auch im Bereich der Gesundheit, hat sich nach den letzten Erhebungen, welche das statistische Bundesamt in Deutschland 2011 gemacht hat, noch weiter verstärkt. Es wurde ermittelt, dass die Unterschiede des Gesundheitszustandes zwischen den Angehörigen der unteren und oberen Einkommensgruppe in den letzten Jahren fast durchwegs zugenommen haben.

- In der niedrigen Einkommensgruppe hat der Anteil der Männer und Frauen, die ihren eigenen allgemeinen Gesundheitszustand als weniger gut oder schlecht beurteilen, im Verlauf der letzten 15 Jahre zugenommen.
- In der hohen Einkommensgruppe und bei Frauen auch in der mittleren Einkommensgruppe ist eine gegenläufige Entwicklung zu beobachten.

---

[28] Vgl. Lampert,T. Saß, A.-C. Häfelinger, M. Ziese T.(2005): Beiträge zur Gesundheitsberichterstattung des Bundes. Armut, soziale Ungleichheit und Gesundheit. Expertise des Robert Koch-Instituts (Hrsg.) zum 2. Armuts- und Reichtumsbericht der Bundesregierung. Berlin.Verfügbar unter: http:// www.rki.de. (Stand: 2008-09-11).

[29] Vgl. Lampert,T. Saß, A.-C. Häfelinger,M. Ziese,T.(2005) :Beiträge zur Gesundheitsberichterstattung des Bundes. Armut, soziale Ungleichheit und Gesundheit,S.52.

- Auch der "objektive" Gesundheitsindikator, nämlich die Häufigkeit, mit der viele Krankheiten und Beschwerden in der Bevölkerung vorkommen, belegt ein vermehrtes Erkrankungsrisiko bei Personen mit geringem Einkommen, unzureichender Bildung und niedriger beruflicher Stellung. So treten bei Menschen mit niedrigem Einkommen in der Altersgruppe ab 45 Jahren Herzinfarkte, Schlaganfälle, Hypertonie (Bluthochdruck), Diabetes (Zuckerkrankheit) oder Depressionen häufiger auf.[30]

In Österreich wurden keine aktuellen Daten erhoben, welche eine Unterscheidung des subjektiven Gesundheitszustandes zwischen den sozialen Schichten zulassen. Es wird eine „allgemeine" positive Entwicklung des subjektiven Gesundheitszustandes beschrieben. Somit können diese Daten mit unserem Nachbarland nicht verglichen werden.

Wie in anderen Ländern auch, zeigt sich in Österreich aber ein statistischer Zusammenhang zwischen der Lebenserwartung und dem sozialen Status, gemessen an der höchsten abgeschlossenen Schulbildung. Nicht nur die Bildung, sondern auch der Beruf beeinflusst das Überleben und die Sterblichkeit. So zum Beispiel beträgt das Risiko, im erwerbsfähigen Alter von 25 bis 55 Jahren zu sterben, in Österreich derzeit knapp 6% für Männer und 3% für Frauen. Einer überdurchschnittlichen Sterblichkeit der Arbeiter - sowohl bei den Männern als auch bei den Frauen - steht eine unterdurchschnittliche Sterblichkeit der Angestellten und selbstständig Erwerbstätigen gegenüber.[31]

Sozial benachteiligte Personen haben oftmals ein riskanteres Gesundheitsverhalten, welches wiederum erheblich zu einem erhöhten Krankheitsrisiko beiträgt. *(Abbildung 5, S.17)*

---

[30] Vgl. Sozialbericht für die Bundesrepublik Deutschland. Sozial-"Datenreport 2011": Zunahme von gesundheitlicher Ungleichheit zwischen Gering- und Vielverdienern seit den 1990er Jahren. Verfügbar unter: http://forum-gesundheitspolitik.de/artikel/artikel.pl?artikel=2013 (Stand: 2012-01-18).

[31] Vgl. Bundesanstalt Statistik Österreich Wien(2011): Jahrbuch der GESUNDHEITSSTATISTIK.S.35ff.

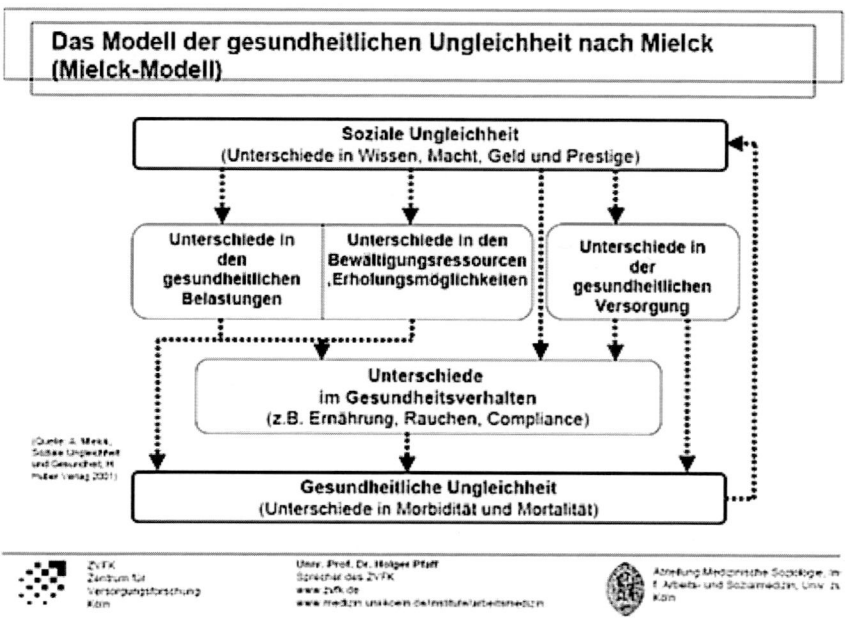

Abbildung 5 - Das Modell der gesundheitlichen Ungleichheit nach Mielck[32]

Gesundheitsriskantes Verhalten, ungesunde Ernährung, sowie geringe körperliche Aktivität, Rauchen, Alkohol und auch Drogenkonsum treten in unteren sozialen Schichten häufiger auf, als in privilegierten Bevölkerungsgruppen. Dadurch ist die Prävalenz von vielen Krankheiten in der Unterschicht deutlich höher als in der Oberschicht. Präventions- und Versorgungsangebote werden von sozial benachteiligten Personen nur sehr wenig in Anspruch genommen.[33]

3.2 sozial benachteiligte und vulnerable Bevölkerungsgruppen

Personengruppen, die häufig einer sozialen Benachteiligung ausgesetzt sind:

- Arbeitslose, insbesondere langzeitarbeitslose Menschen
- von Arbeitslosigkeit bedrohte Arbeitnehmer/innen
- Menschen mit Migrationshintergrund
- Menschen mit niedriger Bildung

---

[32] Mielck 2007

[33] Vgl. Lampert,T. Saß,A-C. Häfelinger, M. Ziese,T.(2005): Armut, soziale Ungleichheit und Gesundheit,S.6ff.

- Menschen mit sehr niedrigem Einkommen (Sozialhilfeempfänger/innen)
- Menschen mit niedrigem beruflichem Status oder mit niedrigem Qualifikationsniveau
- Menschen, die in sozialen Brennpunkten wohnen
- Familien mit mehreren Kindern
- Alleinerziehende
- Alleinstehende („living poor")
- Menschen in Erwerbstätigkeit mit geringem Einkommen („working poor")
- behinderte und chronisch kranke Menschen[34]

4. Ernährung

4.1 aktuelle Ernährungssituation der österreichischen Bevölkerung

Der österreichische Ernährungsbericht 2008 (Institut für Ernährungswissenschaften/BMGF 2008) verweist auf folgende Fakten zur Ernährung: zu hohe Fettzufuhr, insbesondere gesättigte Fettsäuren, zu viel Zucker bei Kindern und Jugendlichen. Defizite bei der Ballaststoffaufnahme, zu viel Cholesterin, unzureichende Zufuhr von Folsäure, Vitamin D, Calcium, Magnesium und Eisen.

Eine zu hohe Zufuhr ergibt sich bei Natrium, das vorwiegend aus Kochsalz (Natriumchlorid) aufgenommen wird. Daneben zeigt sich, dass in unterschiedlichen Alters- und Bevölkerungsgruppen auch andere Mikronährstoffe in ungenügendem Maße aufgenommen werden. Zusammenfassend ist zu sagen, dass das Ernährungsverhalten der Österreicher sich seit dem letzten Ernährungsbericht im Jahr 2003 nicht zum Positiven verändert hat.[35]

---

[34] Vgl. Fonds Gesundes Österreich. Arbeitsprogramm(2011).Verfügbar unter: http://www.fgoe.org/presse-publikationen/downloads/programme-berichte/copy_of_arbeitsprogramm-2011/2011-03-23.6795262633 (Stand: 2012-02-03).

[35] Vgl. Erster österreichischer Adipositasbericht 2006. Grundlage für zukünftige Handlungsfelder: Kinder, Jugendliche, Erwachsene. Institut für Sozialmedizin, Zentrum für Public Health. Medizinische Universität Wien. Österreichische Adipositasgesellschaft. (Präsident: Univ.-Prof. Dr. Thomas Wascher). Verfügbar unter: http://www.medical-tribune.at/mm/mm002/Adipositasbericht_2006.pdf (Stand: 2012-01-12).

4.2 Ernährungsarmut

Ernährungsarmut zeichnet sich durch eine materielle und eine soziale Dimension aus. Die materielle Dimension bezeichnet die Einschränkung der Bedarfsdeckung in Bezug auf die Quantität und/oder die physiologische und hygienische Qualität. Die soziale Dimension bezeichnet die Einschränkung in Bezug auf den Aufbau der im sozialen und kulturellen Umgang mit Essen zum Ausdruck kommenden sozialen Beziehungen, die Übernahme von Rollen, Funktionen, Rechten und Verantwortung sowie die Einhaltung von Sitten und Gebräuchen.[36]

Kennzeichen der Ernährungsarmut sind:

- unzureichende Nährstoffversorgung
- gesunde Lebensmittel können nicht ausreichend gekauft werden, bei fehlender Wahlfreiheit und eingeschränkter Lebensmittelauswahl
- keine Verantwortlichkeit für gesunde Ernährung
- keine zubereiteten Mahlzeiten
- keine Kontinuität in der Versorgung
- ungleiche Verteilung im Haushalt, Mutter schränkt sich zu Gunsten der Familie ein
- eingeschränkte Möglichkeiten der Zubereitung
- Abhängigkeit von anderen[37]

4.3 Ernährungsverhalten von Personen mit niedrigem Sozialstatus

Ungesunde Ernährung korreliert mit dem Einkommen und der Schulbildung. Der Hauptteil der Nahrung unterer sozialer Schichten besteht aus Brot, Teigwaren und Kartoffeln, also aus einer sehr kohlenhydratreichen Kost. Sozial benachteiligte

---

[36] Vgl. Waskow,F. Rehaag,R. Barlösius,E.(2003): Ökologisches Wirtschaften 3-4/2003,Schwerpunkt.Geteilte Verantwortung im Verbraucherschutz. Ernährungsarmut–Nebenwirkung sozialpolitischen Strukturwandels? KATALYSE Institut für angewandte Umweltforschung,S.22.

[37] Vgl. Kaiser, C.(2001): Ernährungsweisen von Familien mit Kindern in Armut. Eine qualitative Studie zur Bedeutung und Erweiterung des Konzepts der Ernährungsarmut,S.48f.

Menschen essen auch seltener frisches Obst und Gemüse, Milchprodukte, Frischfleisch und fettarme Fleischerzeugnisse. Es kommen bei ihnen häufiger Konserven, fettreiches Fleisch und billige Wurstsorten auf den Tisch. Besonders hoch ist auch der Anteil an Fertig- und Halbfertigprodukten mit hohem Fettgehalt und geringer Nährstoffdichte, wie etwa Pommes Frites.[38] Auch der Konsum von zuckerhaltigen Limonaden und Colagetränken sind hoch.[39] Das sind auch die Erkenntnisse des Bundesverbandes „Deutsche Tafel".

„Die Tafel" ist eine ehrenamtliche, deutsche Initiative gegen Armut mit dem Sitz in Berlin. Mit dem Grundgedanken und dem Motto von „Tafel" – Essen wo es hingehört: „Jeder gibt, was er kann". Nach diesem Leitspruch engagieren sich örtliche Bäckereien und Wochenmärkte, Supermarktketten, Kfz-Mechaniker, Grafiker, Automobilhersteller und Beratungsunternehmen. Viele Helfer spenden ihre Freizeit für diese Idee, so wie es die persönlichen Möglichkeiten zulassen. Rund 50.000 Menschen in über 880 Einrichtungen engagieren sich als ehrenamtliche Tafel-Helfer. Die gesammelten Lebensmittel werden an bedürftige Personen weitergereicht. Direkt durch Lebensmittelausgaben – oder indirekt, indem Einrichtungen beliefert werden, die Essen an bedürftige Menschen ausgegeben. Die Abgabe der Lebensmittel erfolgt kostenlos oder gegen einen symbolischen Betrag. Man versucht mit dieser Initiative auch dem Wegwerfen von Lebensmitteln, die den höchsten Qualitätskriterien im Verkauf nicht mehr Stand halten, entgegenzuwirken. So zum Beispiel wird Gebäck vom Vortag abgegeben. In den letzten Jahren beschäftigt sich Tafel auch zunehmend damit, sozial Benachteiligten mit geringen Einkommen, ein Wissen darüber zu vermitteln, wie man sich mit wenig Geld dennoch gesund ernähren kann.[40]

---

[38] Vgl. Gesund essen, eine Frage des Geldes? (2007). Verfügbar unter: http://www.ugb.de/ernaehrungsplan-praevention/gesund-essen-eine-frage-geldes/druckansicht.pdf (Stand: 2012-02-17).

[39] Vgl. Bittner,S.(2007): die Auswirkung sozialer Ungleichheit auf die Gesundheit am Beispiel Übergewicht/Adipositas,S.8f.

[40] Vgl. 10 Fragen an die Tafeln. Verfügbar unter: http://www.tafel.de/10-fragen-an-die-tafeln.html (Stand: 2012-01-05).

Auch in Österreich sind diese Einrichtungen vermehrt im Entstehen. So zum Beispiel in Wien oder Salzburg.

Besonders Frauen mit geringem Sozialindex ernähren sich sehr ungesund. Für Frauen mit einem Haushaltseinkommen unterhalb oder nahe der Armutsschwelle ergaben sich für alle fünf Parameter des Ernährungsverhaltens stark erhöhte Kennzeichen, die auf eine deutlich ungesündere Ernährungsweise hinweisen, als bei Frauen mit mittlerem oder hohem Haushaltseinkommen.[41] Die fünf Parameter des Ernährungsverhaltens waren in dem Fall ein häufiger Verzehr von Innereien, selten von Salat und rohem Gemüse, selten von Vollkornbrot und Schwarzbrot, dafür ein häufiger Verzehr von Weißbrot und eine seltene Aufnahme von Haferflocken und Müsli. Hier ist sehr offenkundig, dass das Ernährungsverhalten von sozial benachteiligten Personen nur wenige Gemeinsamkeiten mit den Empfehlungen der Ernährungsgesellschaften und den zehn Regeln für eine gesunde Ernährung hat. *(siehe Kapitel 17.2.2 Essen und Trinken nach den 10 Regeln der DGE, S.92)*

Die von der DGE (Deutsche Gesellschaft für Ernährung) empfohlene vollwertige Ernährung kostet durchschnittlich ein Drittel mehr als die, die von den benachteiligten sozialen Schichten konsumiert wird.[42]

So kostet Schwarzbrot mehr als Weißbrot und Konserven sind in vielen Fällen günstiger als frisches Gemüse. Das haben Wissenschaftler aus Bremen bereits in den 90er Jahren in einer Marktuntersuchung errechnet.[43]

Andere Experten widersprechen immer öfter diesen Ansichten. Hanna-Sophie Reynvaan, eine Ernährungswissenschaftlerin des Verbandes der österreichischen Ernährungswissenschaftler aus Bad Ischl belegt, dass gesunde Ernährung

---

[41] Vgl. Helmert,U.(2003): Soziale Ungleichheit und Krankheitsrisiken,S.72ff.

[42] Vgl. Bittner, S.(2007): die Auswirkung sozialer Ungleichheit auf die Gesundheit am Beispiel Übergewicht/Adipositas,S.8f.

[43] Vgl. Gesund essen, eine Frage des Geldes? Gesellschaft, UGB-Forum 2/07, S. 90. Verfügbar unter: http://www.fairberaten.net/fachinfos/mit-ernaehrung-vorbeugen/gesund-essen-eine-frage-des-geldes_6996.html (Stand: 2012-02-16).

dennoch günstig sein kann. Reynvaan und der Verband stützen sich dabei auf eine deutsche Studie aus dem Jahr 2008, wonach es nicht nur am Geld liegt, dass sich viele Menschen ungesund ernähren.[44] Diese Ergebnisse bekräftigt auch die österreichische Gesellschaft für Umwelt und Technik (ÖGUT), die im Jahr 2008 der Frage nachgegangen ist, ob eine ausgewogene Ernährung leistbar ist. Hier kam man zum Ergebnis, dass „gesünder" essen für Personen mit *durchschnittlichem* Einkommen keine Frage des Preises ist.[45]

Aus diesen Erhebungen können aber keine Rückschlüsse auf die Ernährungsmöglichkeit sozial benachteiligter und armer Menschen gezogen werden, da bei diesen Messungen nur der Faktor „Ernährung" des Durchschnittsbürgers gesehen wird, nicht aber die gesamte Lebenssituation der Menschen.

Das Ernährungs- und Bewegungsverhalten von Kindern, Jugendlichen und ihren Familien wurde von der hamburgischen Arbeitsgemeinschaft für Gesundheitsförderung im Jahr 2005 dokumentiert. Die Gesundheitswissenschaftlerin Jutta Kamensky erklärt in ihrem Bericht, dass Armut nicht bei allen Menschen gleichermaßen zu Fehlernährung führt. Die Ernährung hängt, wie bei reichen Personen auch, von der Lebenslage insgesamt, den jeweiligen Prioritäten sowie dem Handlungsspielraum der betroffenen Person ab. Für die meisten Menschen, die in Armut leben, ist ihre ungesunde Ernährung nicht das größte Problem, das sie unmittelbar lösen müssen. Eine Befragung von 100 Ulmer Sozialhilfeempfängerinnen hat gezeigt, dass für fast jede der Frauen die Bewältigung von Alltagsproblemen wichtiger war, als das Essverhalten zu ändern.

So war beim Einkauf von Lebensmitteln, den befragten Sozialhilfeempfängerinnen sehr wichtig, dass nach dem Preis der Ware, den Wünschen der Kinder entsprochen wurde. Kinder haben aber oft ganz andere Kriterien ihren Speiseplan

---

[44] Vgl. Gesund und günstig essen. Dr. T. Hartl (2010). Verfügbar unter:
http://www.forumgesundheit.at/portal27/portal/forumgesundheitportal/channel_content/cmsWindow?p_tabid=3&p_menuid=63338&action=2&p_pubid=638675(Stand: 2012-02-16).

[45] Vgl. Blick auf den Teller: Ist eine ausgewogene Ernährung leistbar? A. Ebner-Pladerer, ÖGUT – Österreichische Gesellschaft für Umwelt und Technik (2008). Verfügbar unter:
http://www.oegut.at/downloads/pdf/nk_vortrag_ernaehrung_ae.pdf ,S. 19f (Stand: 2012-02-16).

zusammenzustellen als Erwachsene. Sie denken dabei kaum darüber nach, ob die Mahlzeit ihren Nährstoffbedarf deckt oder nicht. Gegessen wird, was schmeckt und bei den Schulkameraden als „cool" gilt. Der Freundeskreis sagt, was zu tun ist. Mütter wiederum wollen ihren Kindern etwas Gutes tun, um sie für ihre Armut zu entschädigen und ihnen den Außenseiterstatus in Schule und Kindergarten zu ersparen. Zum anderen können sie auf diese Art wenigstens zum Teil ihr schlechtes Gewissen beruhigen, dass ihre Kinder in Armut aufwachsen müssen. Für die Sozialhilfeempfängerinnen dieser Erhebung ist es nicht die Ernährung, bei der sie subjektiv den größten Verzicht leisten müssen. Nach Strom sparen die ärmeren Frauen an den Lebensmitteln am wenigsten.

Sozialhilfeempfängerinnen legen weniger Wert auf Qualität, auf niedrigen Schadstoffgehalt und ökologischen Anbau, als reiche Frauen. Sie beklagen dennoch, abgepackte statt frische Ware kaufen zu müssen, die aber ihrer Meinung nach zu teuer ist. Ärmere Frauen betrachten gesunde Ernährung als eine eher kostspielige Angelegenheit. Die Wurzel allen Übels bezüglich des Ernährungsverhaltens sehen Sozialhilfeempfängerinnen demnach im Geldbeutel begraben. Fraglich ist allerdings, ob diese Frauen, wenn sie mehr Geld zur Verfügung hätten, gesündere Nahrungsmittel einkaufen würden.[46]

4.4 Personen mit Migrationshintergrund

Menschen mit Migrationshintergrund haben eine besonders schwierige, gesundheitliche und soziale Lage. Auswertungen zeigen, dass besonders Menschen ohne Staatsbürgerschaft des jeweiligen Landes, aber auch bereits eingebürgerte MigrantInnen aus Drittstaaten in allen Lebensbereichen stark belastet sind. Menschen mit Migrationshintergrund sind Rassismus und Diskriminierungen ausgesetzt. Sie haben meist fehlende Sprachkenntnisse, wenig Wissen über die Systeme im Zielland. Migranten haben oft ein geringes

---

[46] Vgl. Dokumentation, Gesundheitsförderung bei sozial Benachteiligten .Hamburg (2005): „Was uns schmeckt, bewegt uns". Fehl ernährt, weil das Geld fehlt? Kamensky,J. Essverhalten von armen Kindern und Ansätze der Gesundheitsförderung Förderung des Ernährungs- und Bewegungsverhaltens von Kindern, Jugendlichen und ihren Familien in den Settings Stadtteil, Schule und KiTa. Verfügbar unter: http://www.kinderumweltgesundheit.de/index2/pdf/themen/Bewegung/Doku_Fachtagung.pdf (Stand: 2012-02-16).

Bildungsniveau und somit ein niedriges Einkommen oder sind häufig arbeitslos. Diese Perspektivenlosigkeit und psychische Belastung, verbunden mit Migration und Armut, erhöhen die gesundheitliche Gefährdung in besonderem Ausmaß.[47]

Gleichzeitig liegt aber bei den Zuwanderern die Rate der durch Ernährung und Bewegungsmangel bedingten Erkrankungen wie auch die Sterblichkeit höher als bei den Einheimischen - und auch höher als in den jeweiligen Herkunftsländern üblich. Die Umstellung auf die westlich geprägte Ernährungsweise wirkt sich bei den verschiedenen ethnischen Gruppen unterschiedlich auf die Gesundheit aus. Südasiaten oder Jamaikaner sind beispielsweise drei Mal anfälliger für Diabetes als die durchschnittliche britische Bevölkerung. Warum, bleibt bislang unklar. Möglicherweise spielen genetische Faktoren mit. Bei Südasiaten wurden jedenfalls höhere Blutzucker- und Insulinwerte nach Einnahme einer Mahlzeit gemessen, als bei anderen Gruppen, was auf eine erhöhte Neigung zu Insulinresistenz hinweist. Dadurch steigt auch das Risiko für Herz-Kreislauf-Erkrankungen. Diese Folgen der Ernährungsumstellung bei Einwanderern hat ein gesamteuropäisches Wissenschaftlerteam und die Biochemikerin und Ernährungswissenschaftlerin Santosh Khokhar von der britischen Universität Leeds belegt.[48]

Auch eine Studie aus England hat erhoben, dass MigrantInnen besonders gesundheitsgefährdet sind. Die Wissenschaftler erkannten, dass je integrierter Menschen aus anderen Ländern auch in punkto Ernährung sind, umso mehr gleichen sich die Erkrankungsmuster jenen der angestammten Bevölkerung an. Vor allem die zweite und dritte Generation der Migranten ernährt sich lieber von Fertigprodukten und Fast Food, Nahrungsmitteln mit hoher Kaloriendichte, einem Übermaß an Fett, Zucker und Salz. Mit der Umstellung auf eine fett-, salz- und

---

[47] Vgl. Mag.ª Michaela Stoiber .momentum08 migrare – Zenrum für MigrantInnen (2008): Gesundheit und soziale Ungleichheit von Migrantinnen und Migranten in Österreich. Verfügbar unter: http://momentum-kongress.org/cms/uploads/documents/Beitrag_Stoiber12_5_2011_2229.pdf (Stand: 2012-02-17).

[48] Vgl. Migrantenkinder mögen Fast Food und süße Snacks. Wenn Integration der Gesundheit schadet (2009).Verfügbar unter: http://www.berlin-institut.org/newsletter/78_03_August_2009.html.html (Stand: 2012-11-06).

zuckerreichere Ernährung geht ein erhöhtes Risiko für Übergewicht, Herz-Kreislauf-Erkrankungen und Diabetes einher.

Im Jahr 2009 hat die Konrad Adenauer Stiftung eine Studie über die gesundheitliche Situation der Menschen mit Migrationshintergrund in Deutschland gemacht. Hier hat man zum Thema „Macht Migration krank?" keine eindeutigen Ergebnisse erkannt. Es gibt ungenügend Studien im Zusammenhang mit Migration. Hinzu kommt noch, dass sich die Ergebnisse verschiedener Studien teilweise widersprechen. Menschen mit Migrationshintergrund werden von bestimmten Erkrankungen *anders* betroffen, als der Bevölkerungsdurchschnitt in Deutschland. So leiden türkisch-stämmige Menschen häufiger an Herz-Kreislauf-Erkrankungen, Diabetes und Hepatitis. Das individuelle Risiko z. B. für einen Herzinfarkt wird bekanntlich auch bei Menschen mit Migrationshintergrund von einer Vielzahl verschiedener Faktoren beeinflusst. Die geläufigsten Risikofaktoren sind hoher Blutdruck, Rauchen und der Blutfettspiegel (Cholesterin), Übergewicht und mangelhafte körperliche Aktivität. In jüngster Zeit hat sich allerdings gezeigt, dass sich die Verbreitung von Herz-Kreislauferkrankungen mit Hilfe dieser „klassischen" Risikofaktoren nicht mehr ausreichend erklären lässt. Unerwartete epidemiologische Beobachtungen führen dazu, nach anderen, bisher nicht in Betracht gezogenen Einflussfaktoren Ausschau zu halten. Weitere Forschungen dazu sind notwendig.[49]

4.5 weitere mögliche Ursachen für ungesundes Ernährungsverhalten der Unterschicht

Die Ursachen für das nachteilige Ernährungsverhalten sind sehr vielschichtig. Oftmals sind die Mobilität und Transportmöglichkeiten von ärmeren Personen und die Größe des „Lagerraumes für Lebensmittel" eingeschränkt. Dieses führt zu einem unzureichenden Vorhandensein an Lebensmitteln und begünstigt eine fehlende Variation an Vorräten. Außerdem stellen Lebensmittel einen nicht

---

[49] Vgl. MIGRATION UND GESUNDHEIT MICHAEL KNIPPER | YASAR BILGIN 2009. Konrad-Adenauer-Stiftung e.V. Sankt Augustin/Berlin. Verfügbar unter: http://www.kas.de/wf/doc/kas_16451-544-1-30.pdf (Stand: 2012-02-18).

unerheblichen Kostenfaktor dar. Sozial benachteiligten Personen stehen für den Lebensunterhalt weniger finanzielle Mittel als privilegierten Personen zur Verfügung. Es werden günstige Lebensmittel bevorzugt und es wird nicht primär auf eine gesunde Ernährung Wert gelegt. Bei einer Studie von Lehmkühler und Leonhäuser 1997 konnte bestätigt werden, dass in Familien mit niedrigem Einkommen neben einem eingeschränkten finanziellen Handlungsspielraum oft auch haushälterische Fertigkeiten fehlen, um eine Familie adäquat und kompetent zu versorgen.[50]

5. Körperliche Aktivität

Körperliche Aktivität ist der Oberbegriff für jede körperliche Bewegung, die durch die Skelettmuskulatur produziert wird und den Energieverbrauch über den Grundumsatz anhebt. Der Begriff körperliche Aktivität sollte eindeutig vom Begriff Sport unterschieden werden. Sport bezeichnet eine historisch-kulturell definierte Untergruppe von körperlicher Aktivität, für die traditionell insbesondere körperliche Leistung, Wettkampf und Spaß an der Bewegung typisch sind. „Diese Unterscheidung hat wichtige Implikationen für die Messung von Inaktivität in der Bevölkerung sowie die Festlegung von Zielen und Empfehlungen für Prävention und Gesundheitsförderung".

5.1 allgemeiner Bewegungsmangel

Weniger körperliche Arbeit sowie eine hochwertige Ernährung führen einerseits zu einer Verbesserung der Lebensbedingungen. Diese positiven Faktoren sind unter anderem der Grund dafür, dass wir ein hohes Alter erreichen können. Zugleich aber bieten sie die Voraussetzungen für Übergewicht und Adipositas. Die zunehmende Motorisierung im Alltag und der damit einhergehende Bewegungsmangel wirken sich ungünstig auf die Gesundheit aus.

---

[50] Vgl. Bittner,S.(2007): die Auswirkung sozialer Ungleichheit auf die Gesundheit am Beispiel Übergewicht/Adipositas,S.9f.

Eine regelmäßige körperliche Aktivität ist wichtig für die Aufrechterhaltung von Gesundheit und Wohlbefinden. Der Entwicklung körperlicher Beschwerden und Krankheiten kann dadurch entgegengewirkt werden. Körperliche Aktivität steigert den individuellen Energieverbrauch einer Person durch den erhöhten Leistungsumsatz. Deshalb stehen körperliche Aktivität und Körpergewicht in direktem Zusammenhang. Durch regelmäßige körperliche Aktivität lässt sich das Risiko, Übergewicht zu entwickeln, reduzieren.[51]

Körperliche Aktivität kann je nach dem in berufs-, transport-, haushalts- oder freizeitbezogene körperliche Aktivität unterteilt werden.[52] So zählt deshalb zum Beispiel auch Bewegung bei der beruflichen Tätigkeit, Fortbewegung durch Zufußgehen oder Radfahren und Hausarbeit wie zum Beispiel Fensterputzen, Böden schrubben, Bügeln oder Kehren als körperliche Aktivität.

5.2 körperliche Aktivität je nach Sozialstatus

Die körperliche Freizeitaktivität variiert mit dem Alter, Geschlecht und der regionalen Zugehörigkeit. Aber es gibt auch einen Zusammenhang zwischen Sportaktivität und dem Sozialindex. Viele Menschen mit höherem Sozialstatus sind während der Freizeit sportlich aktiv.

Der Anteil an Inaktiven ist in der Gruppe mit geringem Sozialindex sowohl bei Männern als auch bei Frauen fast doppelt so hoch wie bei der Gruppe mit hohem Sozialindex. Allerdings hat die körperliche Arbeit in den vergangenen Jahrzehnten auch unter Berufsgruppen mit einem hohen Anteil manueller oder körperlicher Arbeit (wie z. B. Handwerker, Fabrikarbeiter, Pflegepersonal) abgenommen.

---

[51] Vgl. Rütten, A. Abu-Omar, K. Lampert,T. Ziese,T. (2005). Gesundheitsberichterstattung des Bundes: Körperliche Aktivität Heft 26,2005,S.7ff.

[52] Vgl. Samitz,G. Mensink,G.B.M.(2002): Körperliche Aktivität in Prävention und Therapie. Hans Marseille-Verlag.2002,S.3ff.

Insofern gewinnen die gesundheitlichen Gefahren eines sitzenden Lebensstils auch für diese Berufsgruppen an Bedeutung.[53]

5.3 Ursachen der sozialen Unterschiede in Bezug auf die Bewegung

Eine mögliche Ursache für die Unterschiede in der Häufigkeit der Ausübung von körperlicher Freizeitgestaltung in den verschiedenen Schichten könnte der Kostenfaktor sein. Viele Sportarten sind teuer. Besonders Sportarten, bei denen eine Vereinsmitgliedschaft Voraussetzung ist, sind mit einem oft nicht unerheblichen Kostenfaktor verbunden, der für sozial benachteiligte Personen zu hoch liegen könnte. Die Mitgliedschaft in Fitnessclubs oder die Teilnahme an Sportarten mit Betreuung durch Trainer könnte auch für Personen mit Armutsrisiko preislich nicht im Rahmen des Möglichen sein. Eine zweite mögliche Ursache der unterschiedlichen Sportbeteiligung je nach sozioökonomischem Status vermutet Dr. Gert B Mensink, ein Wissenschaftler des Robert Koch-Instituts, darin, dass Personen mit hohem Sozialstatus beruflich häufig eine überwiegend sitzende Tätigkeit zu verrichten haben und deshalb sportlichen Ausgleich zu schaffen versuchen.[54]

6. Weltweite Herausforderung – Adipositas

Die Weltgesundheitsorganisation (WHO) spricht von einer weltweiten Fettsuchtepidemie. Im Jahr 2015 werden nach Prognosen 2,3 Milliarden Menschen übergewichtig und rund 700 Millionen Menschen adipös sein. In

---

[53] Vgl. Dr. Gert Mensink. Robert Koch-Institut (Berlin 2003).Beiträge zur Gesundheitsberichterstattung des Bundes Bundes-Gesundheitssurvey: Körperliche Aktivität. Aktive Freizeitgestaltung in Deutschland .Verfügbar unter: http://edoc.rki.de/documents/rki_fv/reJBwqKp45Pil/PDF/206ee9py9oog_18.pdf (Stand: 2012- 02-17).

[54] Vgl. Mensink G, Bundes-Gesundheitssurvey(2003): Körperliche Aktivität. Aktive Freizeitgestaltung in Deutschland. Beiträge zur Gesundheitsberichterstattung des Bundes, Berlin: Robert Koch-Institut.2003,S.9.

Amerika gilt Adipositas bereits jetzt als Hauptursache für Morbidität und Mortalität.[55]

6.1 Epidemiologie der Adipositas

In den vereinigten Staaten werden seit 1960 regelmäßig nationale Untersuchungen zum Gesundheitszustand der Bevölkerung gemacht. *(Abbildung 6, S.29)*

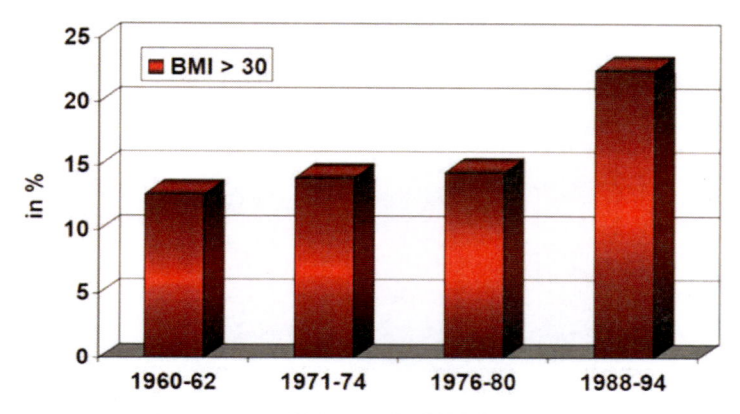

Abbildung 6 - Übergewicht und Adipositas Europa und Amerika von 1960 bis 1994 gesamt[56]

Kuczmarski et. al. haben die Ergebnisse aus vier großen Studien (NHES I - National health Examination Survey, NHANES I,II,III,-National health Examination and Nutrition Survey) zusammengefasst. Es wurden in diesem Zeitraum zwischen 6000 und 13000 Erwachsene im Alter von 20 bis 74 Jahren untersucht. Die Ergebnisse zeigen einen deutlichen Anstieg des Übergewichtes in den USA. Die Zahl der Übergewichtigen stieg um 8% innerhalb des Zeitraumes von 1976 bis 1988. Der mittlere BMI stieg bei erwachsenen Männern und Frauen von 25,3

---

[55] Vgl. Kiefer,I. Kunze,M. Rieder,A.Epidemiologie der Adipositas. Journal für Ernährungsmedizin(2001).Verfügbar unter: http://www.kup.at/kup/pdf/692.pdf (Stand: 2012-01-16).

[56] Seidl

kg/m² auf 26,3 kg/m². In der Zeit zwischen 1988 bis 1991 waren 33,4% der Erwachsenen bereits übergewichtig.[57]

Seit dem Jahr 1985 hat der Trend zum Übergewicht und zur Adipositas auch in Europa stark zugenommen. *(Abbildung 7, S.30)*

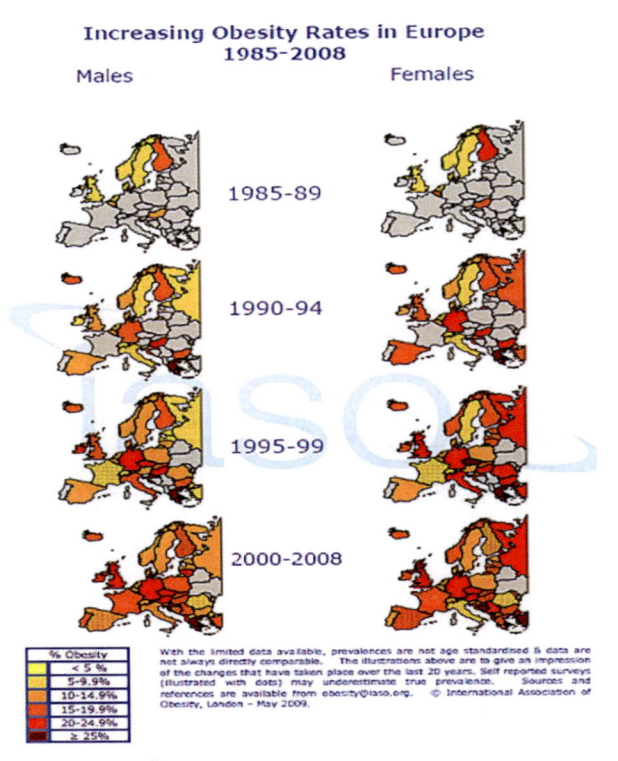

Abbildung 7 - Übergewicht/Adipositas Europa, 1985 bis 2008[58]

Am stärksten sind Deutschland und England betroffen. So hatte England seit dem Jahr 2000 die höchste Wachstumsrate in Bezug auf Übergewicht und Adipositas in Europa.[59] *(Abbildung 8, S.31)* Diese Entwicklung ist aus den Ergebnissen der

---

[57] Vgl. Wechsler, J. G.(2 aktualisierte und erweiterte Auflage 2003): Adipositas- Ursachen und Therapie. Berlin- Wien,S.68.

[58] international Association of Obesity

[59] Vgl. OECD. Organisation für wirtschaftliche Zusammenarbeit und Entwicklung (2010) Warum Übergewicht in anglikanischen Ländern höher ist. Verfügbar unter: http://www.zentrum-gesundheit.eu/innere-medizin/neuigkeiten/warum-ubergewicht-in-anglikanischen (Stand: 2012-02-14).

europaweiten Adipositas - Studie der International Association for the Study of Obesity (IASO) ersichtlich.

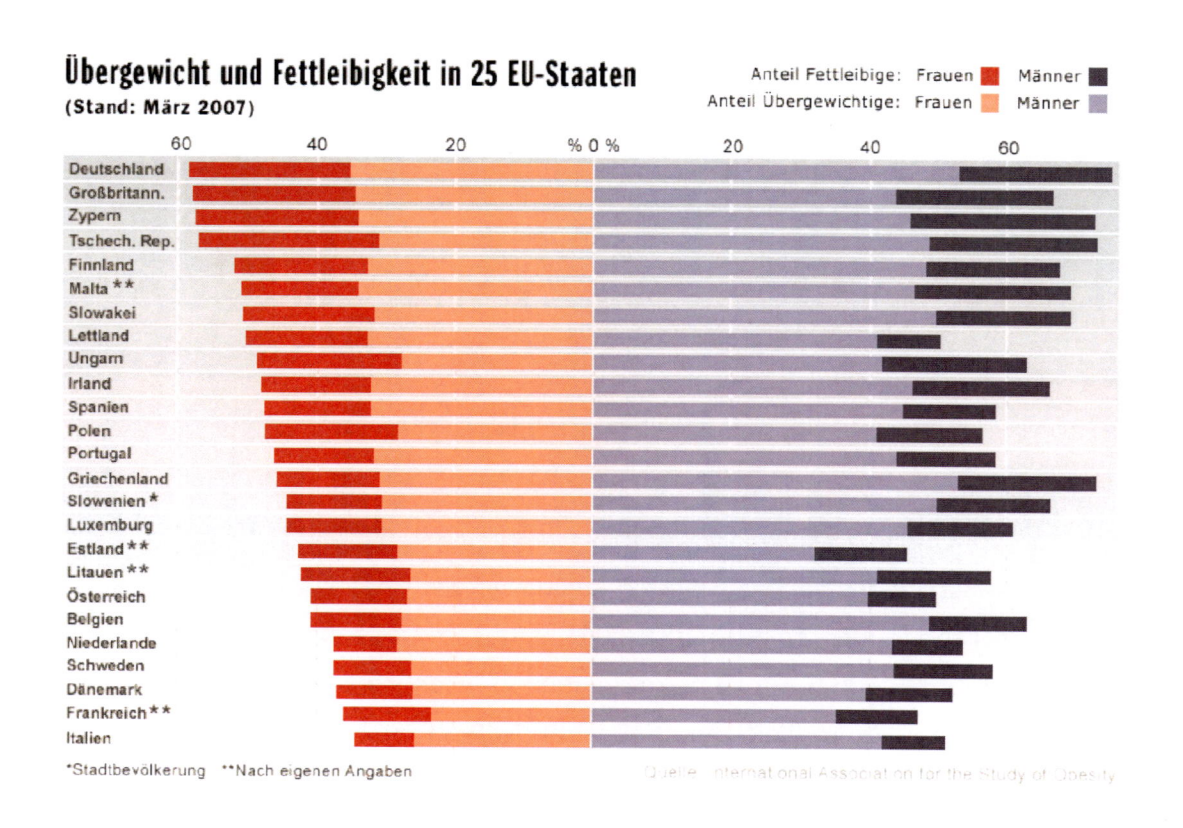

Abbildung 8 - Übergewicht/Fettleibigkeit in 25 EU-Staaten 2007[60]

Dass Adipositas im Kindesalter uns auch in Deutschland schon lange beschäftigt, zeigt die folgende Statistik der Uni Paderborn *(Abbildung 9, S.32)*

---

[60] international Association of Obesity

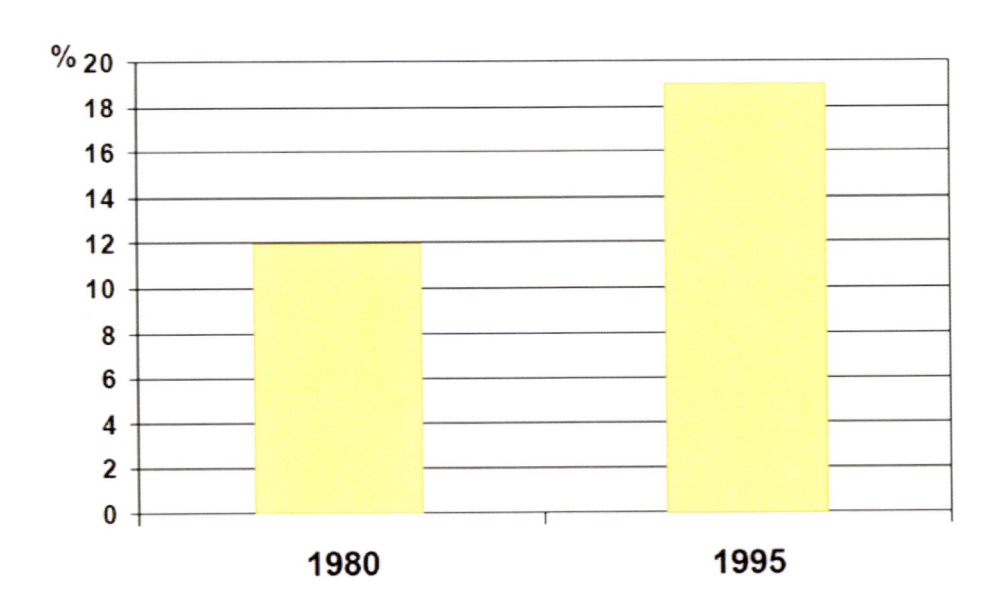

Abbildung 9 - Übergewicht im Kindesalter in Deutschland[61]

Auch die Bundesanstalt der Statistik Austria verglich nach der österreichischen Gesundheitsbefragung im Jahr 2006/2007 den Bodymass Index der Bevölkerung von 1999 und 2006 und kam zu folgenden Ergebnissen. Die Zunahme an Übergewichtigen im Vergleich zu 1999 ist bedeutend. Seit dieser Zeit kam es zum vermehrten Auftreten von Übergewicht und Adipositas. Hauptsächlich deshalb, weil zunehmend weniger Energie verbraucht wird, aufgrund wenig(er) Aktivität.[62] *(Abbildung 10, S.33)*

---

[61] Anlehnung:Heseker,Uni Paderborn

[62] Vgl. Institut für Ernährungswissenschaften(2008):Österreichischer Ernährungsbericht Universität Wien,S.5.

Grafik 15: Häufigkeit von Adipositas (BMI 30 und mehr) nach Alter und Geschlecht in den Jahren 1999 und 2006/07

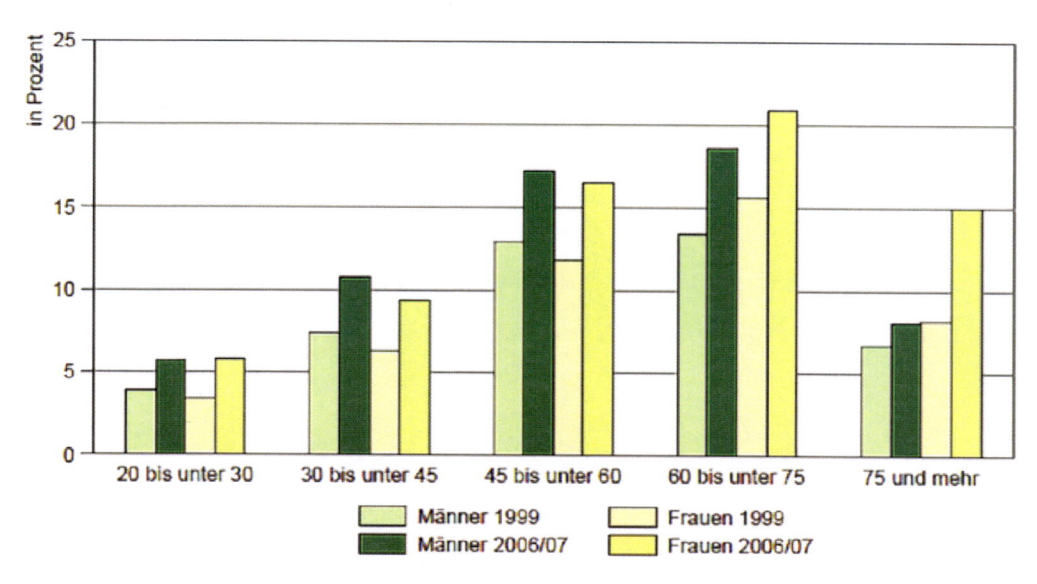

Q: STATISTIK AUSTRIA, Gesundheitsbefragung 2006/07.

Abbildung 10 - Übergewicht/Adipositas Vergl.1999 u. 2006,Gesundheitsbefragung 2007[63]

6.2 Prävalenz der Adipositas

Die Prävalenz, also die Krankheitshäufigkeit der Adipositas ist bei beiden Geschlechtern gleich. Unterschiede gibt es jedoch in der Häufigkeit von Übergewicht. Männer sind deutlich häufiger übergewichtig als Frauen. Die höchste Prävalenz wird in der Altersgruppe um 60 Jahre erreicht.[64]

Vom 15. - 17. November 2006 wurde in Istanbul die Adipositas Europa Ministerkonferenz der WHO, Charta zur Bekämpfung der Adipositas abgehalten. Besonders beachtenswert erkannt wurde hier allerdings, dass die Tendenz zu

---

[63] Statistik Austria

[64] Vgl. Erster österreichischer Adipositasbericht (2006). Grundlage für zukünftige Handlungsfelder: Kinder, Jugendliche, Erwachsene. Institut für Sozialmedizin, Zentrum für Public Health. Medizinische Universität Wien. Österreichische Adipositasgesellschaft. (Präsident: Univ.-Prof. Dr. Thomas Wascher). Verfügbar unter: http://www.medical-tribune.at/mm/mm002/Adipositasbericht_2006.pdf (Stand: 2012-01-23).

Übergewicht und Adipositas vor allem bei Kindern und Jugendlichen alarmierend ist. Diese nehmen die Erkrankung dann ins Erwachsenenalter mit und belasten somit zunehmend die Gesundheit der nächsten Generation. Die jährliche Adipositasprävalenz unter Kindern hat sich stetig erhöht und ist heute etwa zehnmal so hoch wie 1970.

Eine Studie aus dem Jahr 2009 der Organisation für wirtschaftliche Zusammenarbeit und Entwicklung (OECD), zeigt in *Abbildung 10, S.34*, den prozentualen Anteil der Bevölkerung der Menschen, die an Übergewicht und Adipositas leiden.

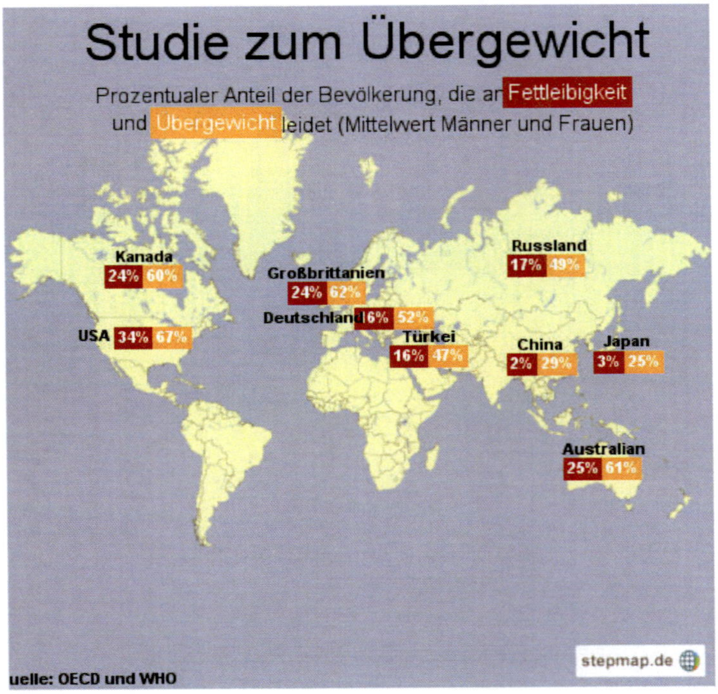

Abbildung 11 - Anteil Übergewichtiger und Adipöser in der Bevölkerung 2009[65]

Auffällig ist die Ausbreitung in Amerika. Aber auch Länder in Europa, in Asien sowie Australien sind betroffen. In Mikronesien, Tonga oder auf den Cookinseln sind rund 70 Prozent der Bevölkerung adipös.[66]

---

[65] OECD u.WHO

In Österreich sind 42% der 18- bis 65-jährigen Personen (davon 11% adipös) und über 40% der 65- bis >84-jährigen Personen übergewichtig. Männer und über 40-Jährige sind stärker betroffen. Bei den Kindern und Jugendlichen liegen 19 % der 6 bis 15-Jährigen über den Referenzwerten, 6% sind adipös. Die Hauptursache liegt neben den relativ seltenen genetischen und physiologischen Faktoren in einem „ungesunden" Lebensstil mit falscher Ernährung und mangelnder Bewegung.

Die epidemiologischen Daten zu Übergewicht und Adipositas - sowohl national als auch international - für Erwachsene wie für Kinder und Jugendliche weisen allerdings häufig Schwächen auf, die zu eingeschränkten Vergleichbarkeit und fehlender Repräsentativität führen können. International führen nur wenige Länder systematische, repräsentative Erhebungen zur Prävalenz von Übergewicht und Adipositas durch. Außerdem gibt es in den einzelnen Ländern die unterschiedlichsten Erhebungsmethoden. Es werden oft verschiedene Altersgruppen und uneinheitliche Untersuchungsparameter verwendet (BMI, Bauchumfang). Selbstberichtete Angaben in Bezug auf Körpergewicht und Größe stimmen oft nicht, da Übergewichtige ihr Körpergewicht häufig unter- und ihre Körpergröße überschätzen, was zu Fehlern bei der Berechnung des BMI führt. Es kann zu Verzerrungen durch niedrige Teilnahmeraten an den Erhebungen kommen oder durch überwiegende Teilnahme von Personen mit niedrigerem Körpergewicht[67] Dadurch ist zu befürchten, dass die tatsächliche Entwicklung der Adipositas weiter fortgeschritten ist, als ermittelt werden kann.

6.3 neue Form der Armut – Übergewicht und Adipositas

Armut und soziale Ungleichheit kann dick machen. Veränderte Lebensstile und Lebensbedingungen der Menschen in den Entwicklungsländern haben auch deren

---

[66] Vgl. Übergewicht. Köhncke Ylva. Online-Handbuch Demografie.(2010) Berlin Institut für Bevölkerung und Entwicklung. Verfügbar unter: http://www.berlin-institut.org/online-handbuchdemografie/bevoelkerungsdynamik/auswirkungen/uebergewicht.html (Stand: 2012-02-18).

[67] Vgl. Erster österreichischer Adipositasbericht(2006). Grundlage für zukünftige Handlungsfelder: Kinder, Jugendliche, Erwachsene. Institut für Sozialmedizin, Med.Uni. Wien. Österreichische Adipositasgesellschaft. Verfügbar unter: http://www.medical-tribune.at/mm/mm002 /Adipositasbericht_2006.pdf (Stand: 2012-01-23).

Ernährungsgewohnheiten verändert. Die Zahl Übergewichtiger und Adipöser steigt ständig, besonders in den urbanen Räumen Asiens und Lateinamerikas. Es treten vermehrt Herz- und Krebserkrankungen und Diabetes auf. Besonders betroffen sind die ärmsten und einkommensschwächsten Bevölkerungsgruppen. Auf der kleinen Pazifikinsel Nauru leben prozentual gerechnet heute schon mehr Adipöse als in den USA mit einem durchschnittlichen BMI von 34 bis 35.

Wie auch in anderen Ländern tritt Adipositas in Österreich in unteren Sozialschichten häufiger auf, als in den oberen Schichten.[68]

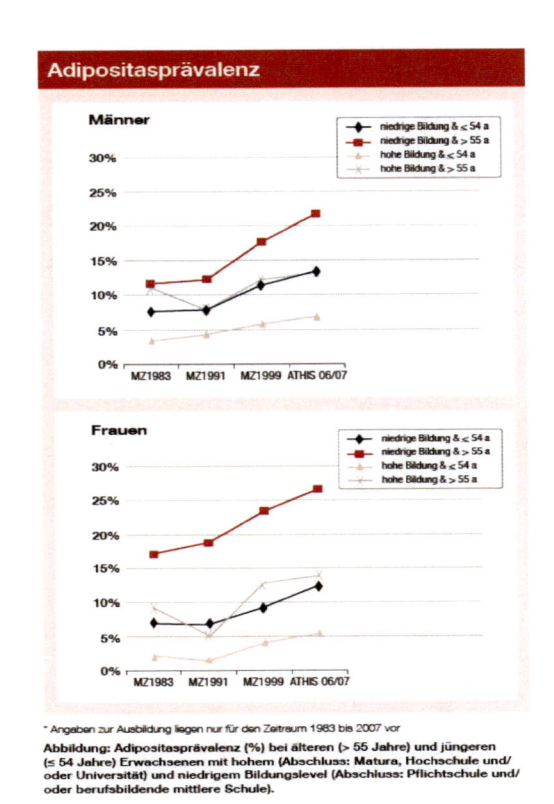

Abbildung 12 – Adipositasprävalenz bei Erwachsenen mit niedrigem und hohem Bildungslevel[69]

---

[68] Vgl. Armut, soziale Ungleichheit und Gesundheit. Expertise des Robert Koch-Instituts (Hrsg.) zum 2. Armuts- und Reichtumsbericht der Bundesregierung. (Berlin 2005). Verfügbar unter: http://www.rki.de .Robert Koch Institut RKI, (Stand: 2012-02-04).

[69] med. Uni Graz, Grazer Studie, Prof. Dr.Willibald Stronegger.Institut für Sozialmedizin

Daten des 2003 durchgeführten telefonischen Gesundheitssurvey belegen, dass Übergewicht und Adipositas bei Männern wie bei Frauen auch mit der Bildung in Zusammenhang stehen. So tritt Adipositas bei Personen mit Hauptschulabschluss deutlich häufiger auf als bei Personen mit Abitur, wobei sich der Bildungsgradient bei Frauen noch wesentlich stärker bemerkbar macht. Abbildung 12, S.36) Zu solchen Ergebnissen kam man auch in einer Grazer Studie, *(Kapitel 8 Studien, S.53)* die von 1983–2007 durchgeführt worden ist.

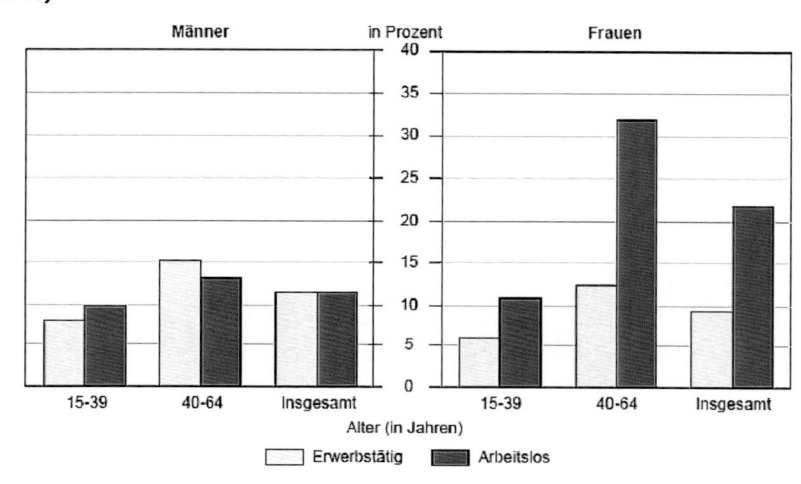

Grafik 6.4: Prävalenz von Adipositas nach Erwerbsstatus, Alter und Geschlecht (in %)

Q: STATISTIK AUSTRIA, Österreichische Gesundheitsbefragung 2006/2007.

Abbildung 13 - Prävalenz von Adipositas nach Erwerbsstatus, Alter und Geschlecht in % in Österreich[70]

Auch in Österreich haben Frauen, die dauerhaft arbeitsunfähig sind, als auch arbeitslose Frauen, im Vergleich zu erwerbstätigen Frauen ein stark erhöhtes Adipositasrisiko. *(Abbildung 13, S.37)*

Eine Ausnahme stellen einzig die 18- bis 29-jährigen Männer dar, bei denen kein eindeutiger Zusammenhang zwischen dem Auftreten einer Adipositas und dem Berufsstatus besteht. Frauen mit einem niedrigen Einkommen haben eine im Verhältnis zu Frauen aus der hohen Einkommensgruppe um den Faktor 3 erhöhte Chance, adipös zu sein.

---

[70] Statistik Austria, Gesundheitsbefragung 2006/2007

Adipositasprävalenzen nach Alter, Geschlecht und soziökonomischen Faktoren (Angaben in Prozent)[*1]

	Alter	Bildung (n = 7 801)			Berufsstatus (n = 6 986)				Nettoäquivalenzeinkommen (n = 5 903)			
		niedrig	mittel	hoch	niedrig	einfach	mittel	hoch	< 60 %	60 – < 100 %	100 – < 150 %	≥ 150 %
Männer	18–29 Jahre	5,1	4,8	3,2	9,1	4,5	9,6	4,7	3,3	4,0	4,4	3,2
	30–44 Jahre	22,0	15,2	11,2	23,9	20,9	13,3	11,5	20,5	17,4	12,1	9,1
	45–64 Jahre	29,5	25,7	16,3	33,3	30,5	22,1	20,2	31,9	24,4	23,3	18,1
	≥ 65 Jahre	26,3	19,4	16,0	28,6	33,3	25,5	15,5	30,9	24,8	18,8	19,4
	gesamt	24,3	16,7	11,9	26,0	23,0	18,0	15,7	21,6	18,8	16,2	13,9
Frauen	18–29 Jahre	7,9	6,0	1,9	10,0	9,1	4,7	5,0	4,8	4,4	2,8	2,6
	30–44 Jahre	15,3	13,5	6,8	24,4	16,9	8,7	7,6	20,8	11,5	9,5	3,1
	45–64 Jahre	36,3	21,1	17,6	43,0	35,9	22,8	19,9	38,8	32,5	23,2	13,2
	≥ 65 Jahre	36,4	30,3	19,4	41,1	38,5	26,4	23,0	40,3	40,3	26,7	11,4
	gesamt	31,4	17,3	10,1	36,4	28,3	16,7	15,2	25,6	23,3	17,4	8,7

[*1] die unterschiedlichen n-Werte resultieren jeweils aus fehlenden Angaben

Tabelle 3 - Adipositasprävalenzen nach Alter, Geschlecht und soziökonomischen Faktoren[71]

Das Auftreten der Adipositas ist auch in der Alpenrepublik eng mit der sozialen Lage verbunden. *(Tabelle 3, S.38)*

Das Odds Ratio, also die Chance an Übergewicht zu leiden, ist in der Unterschicht gegenüber der Mittel- oder Oberschicht deutlich erhöht. Die Prävalenz des starken Übergewichts für das Alter ist bei Frauen in der Unterschicht generell um das 3,94 fache höher als in der Oberschicht. Bei Männern ist sie um das 2,19 fache erhöht.[72]

Dabei ist zunächst der Begriff „Odds" zu definieren: Das Odds bedeutet so viel wie die Chance, z.B. eine Erkrankung zu haben oder dass ein Ereignis eintritt. Es ist definiert als Quotient aus der Wahrscheinlichkeit eines Ereignisses P(x) und der Gegenwahrscheinlichkeit dieses Ereignisses.

$$(1 - P(x)) \cdot \left(\frac{P(x)}{1 - P(x)}\right) = Odds$$

Formel 2 - Odds

---

[71] Robert Koch Institut, Benjamin Kuntz, Thomas Lampert, Deutschland

[72] Vgl. Helmert, U.(2003): soziale Ungleichheit und Krankheitsrisiken, S.39ff.

Das Odds Ratio ist das Verhältnis zweier Odds, die z.B. bezeichnet werden können als Odds$_1$ und Odds$_0$, wobei die tief gestellten Zahlen zwei Individuen oder Gruppen, die verglichen werden, anzeigen. Das OR gibt den Faktor an, um welchen sich die Zielgröße bei Vorhandensein einer bestimmten Variablenausprägung (Merkmalsausprägung), z.B. Raucher, gegenüber dem Nicht-Vorhandensein, bzw. Nichtraucher, ändert.

Als Beispiel könnte folgende Aussage dienen: Das Risiko an Diabetes zu erkranken ist bei Adipösen (Variablenausprägung x_1) x-fach so hoch wie bei Normalgewichtigen (Variablenausprägung x_0). Formalisiert ist dieser Sachverhalt im Folgenden dargestellt:

$$\frac{Odds_1}{Odds_0} = \frac{\frac{P(x_1)}{1 - P(x_1)}}{\frac{P(x_0)}{1 - P(x_0)}} = OR$$

Formel 3 - OR

Eine Erhöhung des Adipositas-Risikos zeigt sich auch bei Personen mit Migrationshintergrund *(Abbildung14,S.40)* im Vergleich zu Personen ohne Migrationshintergrund, wobei Männer ein geringfügig höheres Risiko aufweisen als Frauen (Männer: OR=1,27; Frauen: OR=1,23).[73] 17% der Männer aus Ex-Jugoslawien oder der Türkei haben starkes Übergewicht im Vergleich zu 11% der Männer ohne Migrationshintergrund. Bei beiden Geschlechtern haben Personen mit Migrationshintergrund statistisch häufiger starkes Adipositas-Risiko. Bei Männern aus Ex-Jugoslawien oder der Türkei besteht ein 1,8-faches Adipositas-Risiko, Frauen mit diesem Migrationshintergrund haben ein mehr als doppelt so hohes Risiko, stark übergewichtig zu sein (um den Faktor 2,5).[74]

---

[73] Vgl. Bundesministerium für Jugend und Familie Gesundheit. Österreichische Gesundheitsbefragung 2006/2007 Hauptergebnisse und methodische Dokumentation. Statistik Austria. Verfügbar unter: www.statistik.at/dynamic/wcmsprod/idcplg?IdcService...(Stand: 2012-01-23).

[74] Vgl. Bundesministerium für Jugend und Familie Gesundheit Sozio-demographische und sozio-ökonomische Determinanten von Gesundheit Auswertungen der Daten aus der Österreichischen Gesundheitsbefragung 2006/2007.Verfügbar unter: www.statistik.at/dynamic/wcmsprod/idcplg?IdcService.(Stand: 2012-01-27).

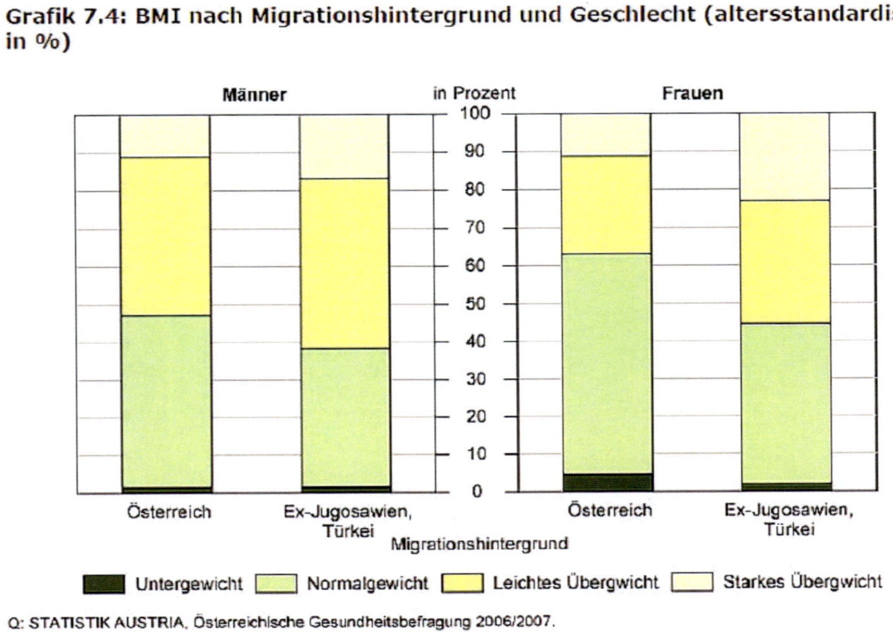

Grafik 7.4: BMI nach Migrationshintergrund und Geschlecht (altersstandardisiert in %)

Abbildung 14 - BMI nach Migrationshintergrund und Geschlecht[75]

Der Bundesgesundheitssurvey des Robert-Koch-Instituts, liefert seit 1998 Daten zum Gesundheitszustand der Bevölkerung in Deutschland und aktualisiert diese immer wieder. Ebenso erhebt die Bundesanstalt "Statistik Österreich" solche Daten. Die letzten Mikrozensus - Ergebnisse stammen vom April 2007 (Gesundheitsbefragung).

Der Mikrozensus ist eine statistische Erhebung, bei der im Gegensatz zur Volkszählung nur nach bestimmten Zufallskriterien ausgewählte Haushalte beteiligt sind. Die Anzahl der Haushalte wird so gewählt, dass die Repräsentativität der Ergebnisse statistisch gesichert ist. Der Mikrozensus dient dazu, die im Rahmen von umfassenden Volkszählungen erhobenen Daten in kurzen Zeitabständen mit überschaubarem organisatorischem Aufwand zu überprüfen und gegebenenfalls zu korrigieren.[76]

---

[75] Statistik Austria-Gesundheitsbefragung 2006/2007

[76] Vgl. Mikrozensus. Verfügbar unter: www.wikipedia.org (Stand: 2012-02-28).

6.4 Risiko für Begleit- und Folgeerkrankungen bei Adipositas

Adipöse Menschen haben ein erhebliches gesundheitliches Risiko, an Begleit- und Folgeschäden zu erkranken. Deutlich wird auch, dass die Bandbreite der Erkrankungen und Auswirkungen sehr groß ist und somit eine umfassende Therapie der Adipositas und der begleitenden Risikofaktoren umso wichtiger wird. So ist z.B. eine stammbetonte Fettverteilung besonders bei Frauen auffällig eng mit koronaren Herzkrankheiten und Typ-2-Diabetes assoziiert. Das Risiko an Diabetes oder einer Herz-Kreislauf-Erkrankung oder an Gelenksbeschwerden zu erkranken, steigt mit zunehmendem BMI. *(Tabelle 4,S.42)* Bluthochdruck ist eine der häufigsten Begleiterkrankungen von Adipositas. 46% aller Adipösen geben bei den chronischen Krankheiten Bluthochdruck an, etwa ebenso viele leiden unter Wirbelsäulenbeschwerden. Jede siebente stark übergewichtige Person ist an Diabetes erkrankt (in der Gesamtbevölkerung ist es jede 17. Person). Rund ein Drittel der adipösen Menschen leidet unter Schlafstörungen.[77]

Tab. 1: Risikokategorien Adipositas-assoziierter Erkrankungen

Stark erhöhtes Risiko (RR*) > 3)	Mäßig erhöhtes Risiko (RR*) 2-3)	Leicht erhöhtes Risiko (RR*) 1-2) *) Relatives Risiko
Typ-2-Diabetes	Kardiovaskuläre Erkrankungen	Krebs (Brustkrebs bei postmenopausalen Frauen, Endometrium-Ca, Kolon-Ca)
Gallenblasenerkrankungen	Arthrosen (Knie)	Störungen der Sexualhormone
Insulinresistenz	Hyperurikämie und Gicht	Polyzystisches Ovarsyndrom
Dyspnoe		Leichte Rückenschmerzen
Schlafapnoe		Anästhesiekomplikationen
		Fötale Defekte bei mütterlicher Adipositas

Tabelle 4 - Risikokategorien Adipositas assoziierte Erkrankungen[78]

---

[77] Vgl. Bundesministerium für Jugend und Familie Gesundheit. Österreichische Gesundheitsbefragung 2006/2007 Hauptergebnisse und methodische Dokumentation. Statistik Austria. Verfügbar unter: www.statistik.at/dynamic/wcmsprod/idcplg?IdcService...(Stand: 2012-01-15).

[78] MMA 2006,Ärztemagazin 15/2007

Aus *Tabelle 5 (S.42)* ist das generelle Risiko, mit zunehmendem BMI eine Begleiterkrankung zu entwickeln, ersichtlich.

Kategorie	BMI	Risiko für Begleiterkrankungen
Untergewicht	<18,5	Niedrig
Normalgewicht	18,5 – 24,9	Durchschnittlich
Übergewicht	≥ 25,0	
Präadipositas	25 – 29,9	Gering erhöht
Adipositas Grad I	30 - 34,9	Erhöht
Adipositas Grad II	35 – 39,9	Hoch
Adipositas Grad III	≥ 40	Sehr hoch

Tabelle 5 - Risiko für Begleit-und Folgeerkrankungen[79]

6.5 erste Krankheitssymptome auf Grund von Adipositas

- Kurzatmigkeit
- Schwitzen
- Kreuz- und Gelenkschmerzen
- obstruktive Schlafapnoe (Das Risiko für schlafbezogene Atemstörungen erhöht sich um ein Vierfaches bei einer BMI Erhöhung um 4 kg/m2.)

Auch wenn diese Beschwerden nicht ausschließlich der Adipositas zugeordnet werden dürfen, da sie auch bei Bewegungsmangel und Tabakkonsum entstehen können, so geht man im Rahmen eines multifaktoriellen Bedingungsmodells heute dennoch von einer auffallend kausalen Bedeutung der Adipositas für die Entstehung dieser Krankheiten aus.

---

[79] WHO

6.6 das metabolische Syndrom

Der Begriff des „Metabolischen Syndroms" beschreibt die Summe verschiedener gesundheitlicher Risikofaktoren, die eine hohe Gefahr für die Gefäße beinhalten. Nach der IDF-Definition (International Diabetes Federation 2005) liegt ein metabolisches Syndrom dann vor, wenn vor allem die abdominale Fettansammlung, gemessen in Nabelhöhe vorhanden ist.

Das metabolische Syndrom, wird sowohl bei Frauen als auch bei Männern mit einem erhöhten Risiko für eine Reihe weiterer Krankheiten in Zusammenhang gebracht.[80]

Das metabolische Syndrom ergibt sich aus folgenden Risikofaktoren:

- **Hauptfaktor - abdominelle Adipositas:**
  „Abdominale" Fettleibigkeit (Taillenumfang: Männer >102 cm, Frauen >88 cm) Der Bodymass-Index liegt über 30 und die Fettverteilung im Körper konzentriert sich primär auf die Bauchgegend
- **Bluthochdruck:**
  Hierbei reicht bereits eine mäßige Erhöhung des ersten Wertes über 130 und des zweiten Wertes über 85 mm Hg.
- **erhöhte Blutfette:**
  Triglyceride über 150 mg/dL
- **niedriges HDL-Cholesterin** : bei Männern unter 40 mg/dL und bei Frauen unter 50 mg/dL
- **erhöhte Blutzuckerwerte :**
  Der Nüchternwert liegt über 100 mg/dL

Statistisch hat man in großen Bevölkerungsuntersuchungen (z.B. Framingham, USA, PROCAM, Deutschland) nachgewiesen, dass die Risikofaktoren des

---

[80] Vgl. Benecke, A, Vogel,H.(2003): Übergewicht und Adipositas. Gesundheitsberichterstattung des Bundes Heft 16. Robert Koch-Institut.Berlin,S.15ff.

metabolischen Syndroms zu einer deutlichen Zunahme von Herzinfarkt, Schlaganfall und peripheren Durchblutungsstörungen führen. Die deutsche Procam-Studie von Assmann ergab darüber hinaus, dass es zu einer Potenzierung der einzelnen Risikofaktoren kommt.[81]

6.7 Diabetes Typ-2

In einer aktuellen Studie der australischen Monash University wurde ein entscheidender Zusammenhang zwischen Fettleibigkeit und der Entstehung von Typ-2-Diabetes nachgewiesen.

Bis jetzt vermuteten Wissenschaftler nur, dass ein Zusammenhang zwischen Adipositas und Typ-2-Diabetes besteht. Das Team um Associate Professor Matthew Watt fand heraus, dass Fettzellen ein neu entdecktes Protein mit der Bezeichnung PEDF (pigment epithelium-derived factor) ausschütten. Dieses Protein löst eine Kettenreaktion aus, die zur Entstehung von Typ-2-Diabetes führt. Die Ausschüttung von PEDF in den Blutstrom bewirkt, dass Muskeln und die Leber unempfindlich gegen Insulin werden. Um dem entgegen zu wirken, produziert die Bauchspeicheldrüse mehr Insulin - mit der Folge, dass diese überlastet wird. Letztendlich wird dadurch die Produktion von Insulin in der Bauspeicheldrüse verlangsamt oder gestoppt, was zur Entstehung von Typ-2-Diabetes führt.[82]

6.8 Übersicht weiterer Begleit- und Folgeerkrankungen von Adipositas

— Koronare Herzkrankheit (KHK) Das relative Risiko für KHK ist bei einem BMI zwischen 25,0 und 28,9 doppelt so hoch wie bei Normalgewicht. Bei einem

---

[81] Pott G. (2007): Das metabolische Syndrom -Übergewicht, Bluthochdruck, Diabetes mellitus mit den Folgen Herzinfarkt und Schlaganfall,S.2.

[82] Vgl. Nachrichten aus australischer und neuseeländischer Wissenschaft und Forschung vom Australisch-Neuseeländischen Hochschulverbund/Institut Ranke-Heinemann(2012). Zusammenhang zwischen Adipositas und Diabetes. Monash University - Universität in Melbourne / Australien. Verfügbar unter: http://www.wissenschaft-australien.de/australien000238.html (Stand: 2012-02-14).

BMI über 29 ist das Erkrankungsrisiko dreimal höher (gegenüber einem BMI bis zu 21,0)[83]

- Störung der Blutgerinnung (Thrombosen)
- Gallenblasenerkrankungen
- Krebserkrankungen
- orthopädische Komplikationen und erhöhtes Unfallrisiko
- psychosoziale Komplikationen (Vereinsamung, Depressionen..)
- Fettstoffwechselstörungen
- Gicht und Hyperurikämie, da es eine positive Korrelation zwischen Gewicht und der Harnsäurekonzentration im Serum gibt

7. Erklärungsansätze des sozialen Gradienten

Wie ist nun der Zusammenhang zwischen Armut und dem Auftreten von Übergewicht oder Adipositas zu erklären?

Es gibt eine Verbindung zwischen sozialer Schicht und Morbidität beziehungsweise Mortalität. Das konnte in vielen Studien bestätigt werden. Je niedriger die soziale Schichtzugehörigkeit ist, umso größer ist die Krankheitslast. Wir sprechen hier vom sozialen Gradienten. Erstmals nachgewiesen wurde der soziale Gradient in Europa 1978 vom britischen Sozialepidemiologen Professor Sir Michael Marmot. In diesem Fall bezieht sich der soziale Gradient auf das Auftreten von Übergewicht oder Adipositas als Krankheitslast.[84]

---

[83] Vgl. Benecke A, Vogel H (2003): Übergewicht und Adipositas. Gesundheitsberichterstattung des Bundes Heft 16. Robert Koch-Institut. Berlin, S.15ff.

[84] Vgl. Ergebnisse des Forschungsprogramms "Soziale Ungleichheit von Gesundheit und Krankheit in Europa." Referat Prof. Dr. phil. Johannes Siegrist, Düsseldorf. Institut für Medizinische Soziologie. Heinrich-Heine-Universität Düsseldorf, auf dem 108. Deutschen Ärztetag(2005) in Berlin. Verfügbar unter: http://www.bundesaerztekammer.de/page.asp?his=0.2.20.1827.1834.1848 (Stand: 2012-01-12).

Verursacher- oder Kausal-Hypothese

Die Kausalhypothese ist eine Vermutung, die unter der Annahme getroffen wird, dass sich kein Ereignis ohne Ursache ereignet und dass diese Ursache stets die gleiche Wirkung hervorruft. Für die Entwicklung einer Adipositas bei gesundheitlicher Ungleichheit ist diese Hypothese sehr plausibel. Sie beruht auf der Annahme, dass sozial Benachteiligte mehr materielle und psychosoziale Belastungen am Arbeitsplatz oder in sozialen Beziehungen als Angehörige hoher Statusgruppen haben. Eine anhaltende Aufrechterhaltung dieser materiellen und psychosozialen Belastungserfahrungen kann eine zunehmende Aktivierung des autonomen Nervensystems zur Folge haben, wobei sich diese Stressreaktionen langfristig schädlich auf den Organismus auswirken.[85]

Selektions oder Drift-Hypothese

Die Selektions oder Drift-Hypothese geht davon aus, dass der Gesundheitszustand den sozialen Status beeinflusst und nicht umgekehrt. Krankheit, Behinderung oder mangelhafte Bildung verursachen den sozialen Abstieg und eine soziale Benachteiligung.

Diese Hypothese wird wissenschaftlich jedoch nur geringfügig gestützt.

Am Beispiel der Immigration ist die Selektions- oder Drift-Hypothese ebenso umstritten. Wenn junge, gesunde Menschen in ein Land einwandern und in diesem Land aber nur schlecht bezahlte Arbeit bekommen, sind diese Menschen zwar gesund aber bereits sozial benachteiligt. Die Betroffenen können sogar gut ausgebildet sein, wenn sie aufgrund einer ungünstigen Gesetzesregelung ihren Beruf im Einwanderungsland nicht ausüben dürfen, rutschen sie rasch in eine sozial schlechtere Position. Diese Menschen entwickeln dann eher ein nachteiliges Gesundheitsverhalten.

---

[85] Vgl. Muff C. Soziale Ungleichheiten im Ernährungsverhalten: theoretische Hintergründe u. Forschungsstand.2009,S25f.

Weitere Erklärungsansätze

Bei einem weiteren Erklärungsansatz wird davon ausgegangen, dass statusniedrige Personen nicht die bestmögliche medizinische Versorgung erhalten. Zwar bestehen in den verschiedenen europäischen Ländern soziale Ungleichheiten in der Versorgung, aber es sprechen zwei Argumente gegen diese These. Der Gradient in Staaten mit freiem Zugang zur Versorgung ist nicht geringer ausgeprägt als in Staaten mit einem stärker marktwirtschaftlichen Gesundheitssystem. Zweitens wird belegt, dass die frühzeitige Sterblichkeit hauptsächlich durch Bedingungen verursacht wird, die durch ärztliche Intervention nur begrenzt beeinflussbar sind. Experten weisen dieser Hypothese deshalb maximal 10 bis 15 Prozent Varianzaufklärung zu. Auch bei diesem Ansatz fehlen weitere Forschungsbemühungen und Ergebnisse.

Es gibt auch die Hypothese, dass die Entwicklung ungünstiger, gesundheitlicher Verhaltensweisen auf die Unterschiedlichkeit der frühkindlichen Entwicklungsbedingungen zurückzuführen ist. Schon während der Schwangerschaft wird kumuliertes Gefährdungspotential an die heranwachsende Generation weiter gegeben. Verantwortlich gemacht werden hierfür:

- mangelnde Vorsorge und gesundheitsschädigendes Verhalten schwangerer Mütter

- erhöhte postnatale Gesundheitsrisiken

- gestörte affektive Bindungen in der Mutter-Kind-Beziehung, die durch materielle Not noch verstärkt werden

- auch Krankheiten im dritten, vierten und fünften Dezennium

- Stoffwechsel- und Herz-Kreislaufkrankheiten

Kinder aus unteren sozialen Schichten gehen seltener zu Vorsorgeuntersuchungen. Impfungen werden weniger oft in Anspruch genommen. Studien bestätigen, dass frühkindliche Belastungen und mangelnde Vorsorge den gesundheitlichen Zustand der Betroffenen noch Jahre später beeinträchtigen.[86]

Die European Science Fundation (ESF) ist eine seit 1974 bestehende Dachorganisation von nationalen Förderungsorganisationen und Forschungseinrichtungen, welche zum Ziel hat, die wissenschaftliche Zusammenarbeit in Europa zu stärken. Die ESF ist in erster Linie eine Plattform für wissenschaftspolitische Organisationen, bietet aber auch Forschenden eine ganze Reihe von Förderungsinstrumenten an, welche die grenzüberschreitende Forschungszusammenarbeit, die Netzwerkbildung und den Ausbau von Infrastrukturen stärken.

Diese Dachorganisation der European Science Fundation hat zu diesem Thema ebenso geforscht und ein zentrales Ergebnis ermittelt. Es wurde festgestellt, dass allein die Tatsache, in einer stark benachteiligten Umgebung zu leben, einen eigenständigen Effekt auf erhöhte Krankheitsrisiken entstehen lässt. Dabei ist es gleich, wie stark das individuelle gesundheitsschädigende Verhalten ausgeprägt ist.[87]

Udo Pollmer, ein deutscher Lebensmittelchemiker und Fachbuchautor, der sich kritisch mit Ernährungsempfehlungen und Diäten auseinandergesetzt hat und durch provokante Ansichten bekannt geworden ist, hat auch bei der Entstehung von Adipositas eine eigene Überzeugung. Er belegt, dass Menschen der sozialen Unterschicht, der auch oft Migranten zugehörig sind, oftmals andere Lebensrhythmen als deutschsprachige Menschen aufweisen, zum Beispiel die durch erhöhten Fernsehkonsum bedingten späteren und kürzeren Schlafgewohnheiten, welche eine wichtige Rolle bei der Gewichtsentwicklung spielen. Nach Pollmer korreliert der Fernsehkonsum stark mit dem BMI, da es seiner Meinung nach

---

[86] Vgl. Muff C. Soziale Ungleichheiten im Ernährungsverhalten: theoretische Hintergründe u. Forschungsstand.2009,S23ff.

[87] Vgl. Der Schweizerische Nationalfonds (SNF) Institution zur Förderung der wissenschaftlichen Forschung. Verfügbar unter: http://www.snf.ch/D/international/europa/Seiten/european-science-foundation.aspx (Stand: 2012-202-22).

einen Effekt des Fernsehkonsums auf den Stoffwechsel gibt. Pollmer geht davon aus, dass der Sozialstatus als solcher die Menschen nicht dick macht. Trotzdem wirken sich soziale Einflüsse auf das Gewicht aus. Pollmer meint auch, dass sich psychischer Stress negativ auf die Körpermasse auswirkt. Wenn in der Unterschicht Arbeitslosigkeit und schwierige Familienverhältnisse häufiger auftreten, ist auch die Wahrscheinlichkeit für negativen Stress größer. Laut Pollmer ist auch die genetische Veranlagung ein weiterer Einflussfaktor auf die Prävalenz von Übergewicht in unteren sozialen Schichten, welche Pollmer der höheren Geburtenrate in der Unterschicht besonders Migranten zuschreibt.[88]

Diese Hypothese Pollmers ist aber nicht bestätigt und ausreichend belegt.

Ein weiterer Faktor, der in den letzten Jahren vermehrt an Bedeutung gewonnen hat und für die Zunahme der Adipositas, auch bei sozial Benachteiligten verantwortlich sein könnte, ist der Einsatz von Psychopharmaka. Gemeint ist damit die belastende Begleiterscheinung in Form der Gewichtszunahme aufgrund der meist längerfristigen Therapie mit Psychopharmaka, wie beispielsweise Antidepressiva, Antipsychotika und Mittel gegen wiederkehrende manische und depressive Phasen (Stimmungsstabilisierer).[89]

Lithium und viele Antidepressiva können bei längerer Einnahme zu einer deutlichen Gewichtszunahme führen. Mirtazapin und Maprotilin stellen hier ein besonderes Risiko dar. Manche Psychopharmaka haben eine ausgeprägte antihistaminerge Wirkung, die auch für die Gewichtszunahme verantwortlich gemacht wird. Ebenso verringern Psychopharmaka den Grundumsatz bei gleichbleibender Nahrungsaufnahme. Ein gesteigerter Serotoninspiegel beeinflusst den Appetit und das Sättigungsgefühl. Es wird auch diskutiert, dass hormonelle Veränderungen eine Rolle spielen könnten.[90]

---

[88] Vgl. Pollmer,U. (2005): Eßt endlich normal,S.103ff.

[89] Vgl. Langosch, J. M. (2007): Gewichtsveränderungen unter der Therapie mit Psychopharmaka. Fortschritte der Neurologie, Psychiatrie, S.65ff.

[90] Vgl. Laux ,G. Dietmaier,O.(Achte Auflage 2009): Psychopharmaka .Verständlich und informativ für Patienten und Angehörige. Fakten statt Mythen,S.53.

Nach der Studie der Klinik für Kinder- und Jugendpsychiatrie der Universität Köln erhielten im Jahr 2000 rund 6800 deutsche Kinder und Jugendliche Neuroleptika. Im Jahr 2006 waren es schon 28.100.[91] Es erhielten also fast viermal so viele Kinder und Jugendliche diese Medikamente. Neuroleptika sind Psychopharmaka, die unter anderem bei Psychosen, Entwicklungsstörungen und Autismus eingesetzt werden. Bei der Einnahme der Medikamente Clozapin und Olanzapin, diese Medikamente gehören zur Gruppe der Neuroleptika, wurde diese deutliche Gewichtszunahme ebenso gemessen.[92]

Die Zahl der Menschen, die an einer Depression erkranken, steigt jährlich. Weltweit sind über 121 Millionen Menschen betroffen. Mit diesen Zahlen nimmt die Depression einen Platz im Spitzenfeld der häufigsten Krankheiten ein. Laut Prognosen der WHO könnte 2020 der Anteil von psychischen und Geisteskrankheiten bereits auf 15 % klettern.[93]

Das deutsche Bundesministerium für Familie, Senioren, Frauen und Jugend erstellte die Expertise "Armut, Schulden und Gesundheit". Sie zeigt, dass acht von zehn überschuldeten Personen angaben, derzeit an mindestens einer Erkrankung zu leiden, im Durchschnitt wurden zwei Krankheitsbilder pro Person genannt. Psychische Erkrankungen wie Angstzustände, Depressionen oder Psychosen sowie Gelenk- und Wirbelsäulenerkrankungen sind mit jeweils 40 Prozent die häufigsten Beeinträchtigungen.[94]

---

[91] Vgl. Kölner Universitätszeitung(2009): Nutzen oder Risiko. Behandlung von Kindern und Jugendlichen mit neuartigen Psychopharmaka nimmt zu. Verfügbar unter: http://www.pressoffice.uni-koeln.de/2357.html (Stand: 2012-02-08).

[92] Vgl. Laux ,G. Dietmaier,O.(Achte Auflage 2009): Psychopharmaka. Verständlich und informativ für Patienten und Angehörige. Fakten statt Mythen,S.55.

[93] Vgl. Depression(2006): Dunkler Schatten über der Partnerschaft. Medizin populär Ausgabe 11/2006, Von Mag. Karin Kirschbichler verfügbar unter: http://www.medizinpopulaer.at/tags/details/article/depression-dunkler-schatten-ueber-der-partnerschaft.html (Stand: 2012-01-22).

[94] Vgl. Zum Zusammenhang von Armut, Schulden und Gesundheit. (2008): Forschungsergebnisse des Instituts für Arbeits-, Sozial- und Umweltmedizin. Armuts- und Reichtumsberichtsentwurf der Bundesregierung ein. Verfügbar unter: http://www.uni-mainz.de/presse/22436.php (Stand: 2012-01-28).

Das Zusammenwirken von nachteiligem Gesundheitsverhalten, wie ungesunde Ernährung, wenig Bewegung und dem vermehrten Auftreten psychischer Erkrankungen bei sozial Benachteiligten, geben Grund zur Vermutung, dass es dadurch auch zu einer gehäuften Verordnung von gewichtsbeeinflussenden Psychopharmaka kommen könnte. Auch diese Hypothese ist nicht bestätigt.

Richard Wilkinson, em. Professor für Sozialepidemiologie und Kate Pickett, Professorin für Epidemiologie an der Universität York haben jahrelang Daten zum Zustand entwickelter Gesellschaften gesammelt und ausgewertet. Sie belegten im Jahr 2009, dass aufgrund sozialer Ungleichheit, Menschen häufiger gesundheitliche Probleme und auch Adipositas entwickeln. Bei einem Ländervergleich stellten sie fest, dass auch in reichen Ländern mit ausgeprägter sozialer Ungleichheit der Anteil der Übergewichtigen und Adipösen höher ist.

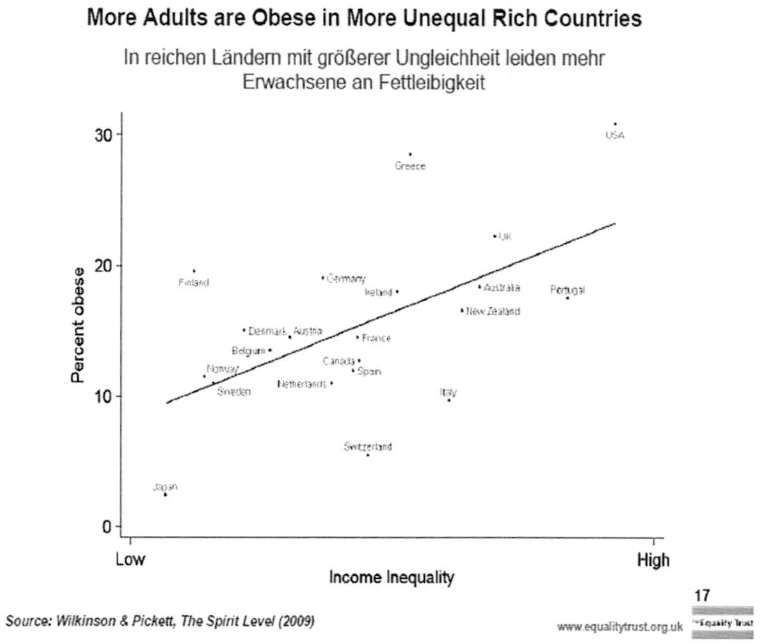

Abbildung 15 - in Ländern mit größerer Ungleichheit leiden mehr Erwachsene an Adipositas[95]

---

[95] Gesundheit. (2008): Forschungsergebnisse des Instituts für Arbeits-, Sozial- und Umweltmedizin. Armuts- und Reichtumsberichtsentwurf der Bundesregierung ein. Verfügbar unter: http://www.uni-mainz.de/presse/22436.php (Stand: 2012-01-28).

Die Ursache für das vermehrte Auftreten von Adipositas liegt aber nicht ausschließlich an den schlechten Ernährungsgewohnheiten ungebildeter Schichten. Das zeigt das vorhandene soziale Gefälle innerhalb der einzelnen Länder. *(Abbildung* 15*, S.51)* Wilkinsons und Picketts bestätigen, dass es nicht nur um eine zu hohe Kalorienaufnahme und zu wenig sportliche Betätigung sozial Benachteiligter geht. Die Wissenschaftler bewiesen, dass wenn jemand lange unter Stress steht, Nahrung anders verarbeitet wird. Ebenso belegten sie, dass „Stressessen" bzw. „Trostessen" zum Verhaltensmuster bei chronischem Stress und den damit verbundenen Angstgefühlen werden kann.[96]

---

[96] WISO - Institut für Sozial- und Wirtschaftswissenschaften(4/2010):Gleichheit ist Glück. Warum gerechte Gesellschaften für alle besser sind. Wilkinson R.Pickett,K. Buchbesprechung. Verfügbar unter: http://www.isw linz.at/themen/dbdocs/BB_Csoka_4_10.pdf(Stand:2012-03-04).

8. Studien

Im folgenden Abschnitt wird auf verschiedene Studien im Kindesalter eingegangen. Wie ja anfangs schon erwähnt, liegt der Ursprung der erworbenen Adipositas in der Kindheit. Aus dicken Kindern werden dicke Erwachsene und in weiterer Folge, dicke alte Menschen. Das haben auch verschiedene Längsschnittuntersuchungen ergeben. *(Abbildung 16)* Übergewichtige Kinder haben gegenüber normalgewichtigen Kindern ein 2- bis 4-fach erhöhtes Risiko für Übergewicht im Erwachsenenalter. Die Persistenzraten (Rate des Fortbestehens der Erkrankung) liegen insgesamt bei etwa 50%. Als prognostisch ungünstig gilt ein frühzeitiger Beginn der Gewichtsstörung.[97]

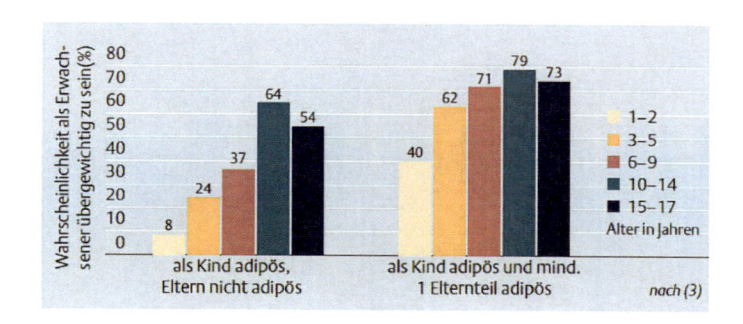

Abbildung 16 - Wahrscheinlichkeit für adipöse Kinder, auch als Erwachsener übergewichtig zu sein, abhängig vom Alter des Kindes und dem Anteil adipöser Eltern (2007)[98]

8.1 Kinder - und Jugendgesundheitsstudie KiGGS und Vergleiche in Österreich (Ernährungsbericht 2008)

Der Kinder- und Jugendgesundheitssurvey (KiGGS) ist eine Studie mit mehreren Modulen des Robert Koch-Instituts, beginnend mit der Basiserhebung im Jahr 2003 bis 2006 zum Gesundheitszustand von Kindern und Jugendlichen im Alter von 0-17 Jahren. Ziel der Studie ist es, umfassende Daten zur gesundheitlichen Lage von Kindern und Jugendlichen in Deutschland zu erheben, zu analysieren

---

[97] Vgl. Lehrke,S.Laessle, R.(2009): Adipositas im Kindes- und Jugendalter: Basiswissen und Therapie. zweite Auflage, Heidelberg,S.7.

[98] Diabetes aktuell 2007

und die Ergebnisse an die Politik, die Fachwelt und die allgemeine Öffentlichkeit weiter zu geben. Die Ergebnisse sollen dazu beitragen, den Wissensstand über den Gesundheitszustand der Kinder und Jugendlichen in Deutschland zu verbessern. Sie sollen helfen, Problemfelder und Risikogruppen zu identifizieren, Gesundheitsziele zu definieren und Ansätze für Hilfsmaßnahmen (Interventionen) und Vorbeugung (Prävention) zu entwickeln und umzusetzen. Die Daten der KIGGS-Studien werden repräsentativ auch oft für andere Länder, so zum Beispiel für Österreich herangezogen, um Tendenzen erkennen zu können. So umfassende Erhebungen, wie sie in Deutschland durchgeführt werden, gibt es in Österreich noch nicht. Ergebnisse in Bezug auf das Ernährungsverhalten deutscher Kinder zeigten, dass der Anteil von Kindern aus Familien nichtdeutscher Herkunft unter den übergewichtigen und adipösen Kindern deutlich erhöht ist. *(Abbildung 17, S.54)*

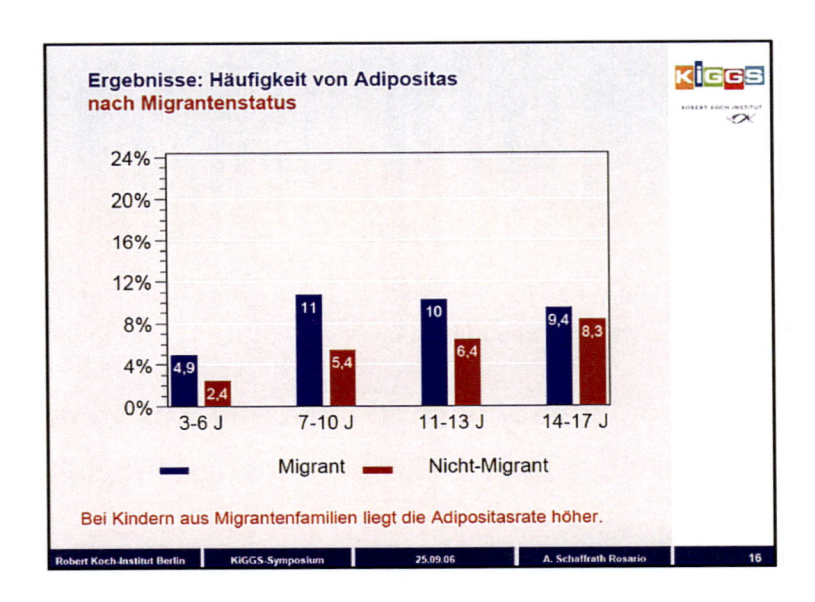

Abbildung 17 - Adipositas bei Kindern je nach Herkunft (Migrantenstatus)[99]

Kinder von Eltern mit hohem Bildungsniveau sind seltener übergewichtig. Es gibt erhebliche regionale Unterschiede zwischen den Kreisen in Schleswig-Holstein. Diese werden im Zusammenhang mit der Bildungs- und Herkunftsstruktur in

---

[99] KIGGS

diesen Kreisen gesehen.[100] Auch im österreichischen Ernährungsbericht vom Institut für Ernährungswissenschaften der Universität Wien unter der medizinischen Leitung von Univ.-Prof. Dr. I. Elmadfa im Jahr 2008 kam man zu Ergebnissen, die regionale Unterschiede im Auftreten der Adipositas zeigten. So ist der Anteil der Übergewichtigen bzw. Adipösen in Ostösterreich (Burgenland, Niederösterreich, Oberösterreich und Wien) um zwei Drittel höher als in Westösterreich (Salzburg, Tirol und Vorarlberg). Auffallend ist das starke Ost-West-Gefälle in allen Altersgruppen.[101] Präventionsansätze sollten deshalb die sozialstrukturellen Besonderheiten, auch regional gesehen, berücksichtigen. Der Anteil übergewichtiger und adipöser Kinder und Jugendlicher ist auch bei niedrigem sozialem Status in beiden Altersgruppen (11 bis 13 Jahre und 14 bis 17 Jahre) viel höher als bei mittlerem und hohem Sozialstatus. *(Abbildung 18, S.55)*

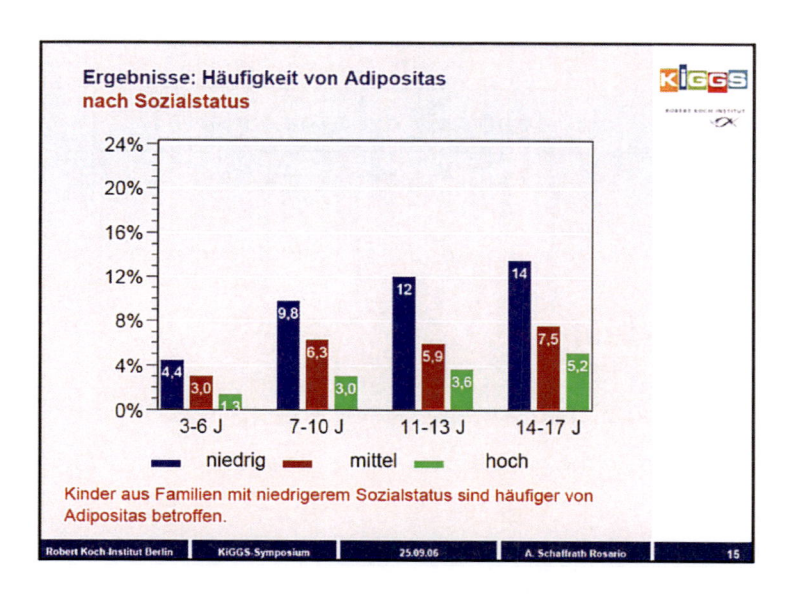

Abbildung 18 - Adipositas bei Kindern und Jugendlichen je nach Sozialstatus[102]

---

[100] Vgl. Die Kinder- und Jugendgesundheitssurvey. (2006): Studie des Robert Koch-Instituts. Verfügbar unter: http://www.kiggs.de/experten/kurzbeitraege/2011/index.4ml (Stand: 2012-01-13).

[101] Vgl. Institut für Ernährungswissenschaften, Uni. Wien(2008): Österreichischer Ernährungsbericht 2008,1. Auflage, März 2009.Verfügbar unter: http://bmg.gv.at/cms/home/attachments/5/6/0/CH1048/CMS1288948560136/der_gesamte_ernaehrungsbericht.pdf (Stand: 2012-02-28).

[102] KIGGS

Dieser Zusammenhang gibt einen deutlichen Hinweis auf mögliche Schwerpunkte für die Präventionsarbeit. Armut führt zu einer gesundheitlichen Gefährdung und bewirkt eine Erhöhung der Morbidität. *(Abbildung 19, S.56)*

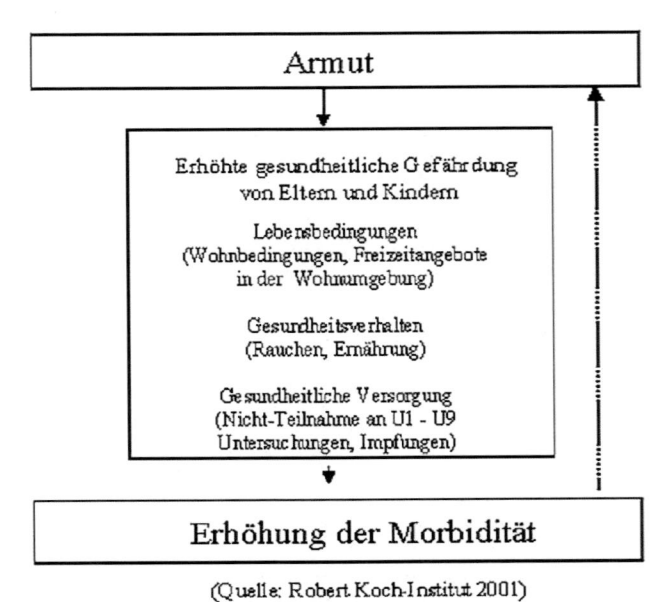

```
                    ┌─────────────────────┐
                    │       Armut         │
                    └─────────┬───────────┘
                              ▼
        ┌──────────────────────────────────────┐
        │  Erhöhte gesundheitliche Gefährdung  │
        │          von Eltern und Kindern      │
        │                                      │
        │         Lebensbedingungen            │
        │  (Wohnbedingungen, Freizeitangebote  │
        │        in der Wohnumgebung)          │
        │                                      │
        │        Gesundheitsverhalten          │
        │         (Rauchen, Ernährung)         │
        │                                      │
        │       Gesundheitliche Versorgung     │
        │     (Nicht-Teilnahme an U1 - U9      │
        │       Untersuchungen, Impfungen)     │
        └─────────────────┬────────────────────┘
                          ▼
              ┌───────────────────────────┐
              │  Erhöhung der Morbidität  │
              └───────────────────────────┘
```

(Quelle: Robert Koch-Institut 2001)

Abbildung 19 - Modell-Verknüpfung, Armut und Krankheit im Kindes und Jugendalter[103]

8.2 die HBSC - Studie

Die Beobachtung und Dokumentation von Trends und internationalen Unterschieden im psychischen, sozialen und physischen Wohlbefinden von Jugendlichen ist eine Aufgabe der in Zusammenarbeit mit der WHO organisierten HBSC-Studie (Health Behaviour in Schoolaged Children Study), die seit dem Jahr 1983 alle vier Jahre bei 11 bis 13 und 15 bis 17jährigen Schülerinnen und Schülern mittels Selbstausfüller - Fragebogen durchgeführt wird und zuletzt im Schuljahr 2010 in 41 Ländern jeweils repräsentative Daten erhoben hat. *(Abbildung 20, S.57)* Es werden speziell Daten zu gesundheitsbezogenen Einstellungen und Verhaltensweisen erhoben. Das österreichische Sample setzt sich aus 9 bundesländerspezifischen Zufallsstichproben zusammen. Im Kernfrage-

---

[103] RKI

bogen dieser Studie wurden auch Fragen zur Lebensqualität und Ernährung gestellt. Ein Vergleich der an der HBSC-Studie teilnehmenden normalgewichtigen mit den adipösen Kindern in Deutschland und Österreich hinsichtlich ihrer Lebensqualität ergab große Unterschiede. Die adipösen Kinder weisen eindeutig Beeinträchtigungen in ihrer gesundheitsbezogenen Lebensqualität auf. Seit 2002 nimmt der Anteil an Übergewichtigen und Adipösen bei den Burschen laut Selbstbericht kontinuierlich leicht zu. Bei Mädchen zeigt sich zwischen den Erhebungen 2006 und 2010 erstmals ein Anstieg. Der Konsum von Süßigkeiten und süßen Limonaden ist seit 2002 kontinuierlich gestiegen. Dieser Anstieg zeigt sich vor allem bei Mädchen, die 2010 erstmals knapp häufiger als Burschen angeben, täglich Süßigkeiten und Limonaden zu konsumieren.[104]

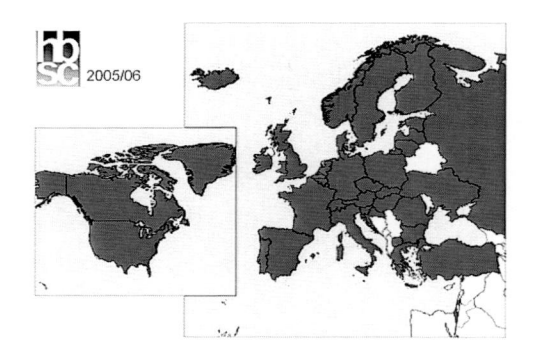

Abbildung 20 - Die teilnehmenden Länder der HBSC-Studie[105]

Wenn Übergewicht schon im frühen Kindesalter entsteht, führt dies häufig zu gesundheitlichen Beeinträchtigungen und psychischen Problemen. Oft werden diese Kinder durch Gleichaltrige diskriminiert. Sie sind dadurch in ihrer emotionalen Entwicklung behindert, haben wenig Selbstvertrauen und ein gestörtes Selbstbild. Auch ihre Lernfähigkeit ist dadurch beeinträchtigt. Zudem werden übergewichtige Kinder und Jugendliche oft isoliert. Sie haben weniger Freunde oder ziehen sich von der Außenwelt zurück. Diese Kinder sind dann oft

---

[104] Zentrale Ergebnisse aus der HBSC-Studie (2010).Verfügbar unter: http://www.gesundeschule.at/?page_id=198 (Stand: 2012-03-02).

[105] HBSC

unglücklich und machen ihr Gewicht für ihre Situation verantwortlich. Sie entwickeln eine Verachtung für ihren eigenen Körper. Dadurch können wiederum Depressionen leichter entstehen. Bei anderen übergewichtigen Kindern kann es aber auch zu einem aggressiven Verhalten führen, wenn sie merken, dass sie mit den anderen Kindern nicht mithalten können. Diese Kinder werden oft verspottet, kritisiert und sozial ausgegrenzt. In der Schule werden sie häufig gemobbt und stigmatisiert. Es kommt zu Beleidigungen, auch beim Turnunterricht werden sie ausgegrenzt, da sie nicht die entsprechende Leistung bringen können. Das körperliche Wohlbefinden ist dann so sehr beeinträchtigt, dass Stimmungsschwankungen und/oder mangelnde Wachheit und Aktivität auftreten können. Eine Minderung der körperlichen Belastbarkeit und eine erhöhte Unfallgefährdung können unter Umständen ebenso auftreten.

In weiterer Folge haben übergewichtige Jugendliche geringere Chancen auf eine Anstellung oder Lehrstelle. Diese Kinder und Jugendlichen brauchen dann oft zeitintensive und belastende, medizinische und psychologische Betreuung. Manchmal sind Aufenthalte in Kliniken und Rehabilitationszentren notwendig. Oft werden diese notwendigen Maßnahmen aber gar nicht gesetzt und es kommt zur Etablierung von Verhaltensweisen, die im Erwachsenenalter nur noch sehr schwer zu verändern sind. Sekundäre gesundheitliche Folgen treten meistens erst im Jugend und Erwachsenenalter auf, können sich aber auch bereits im Kindesalter manifestieren. Mit einer hohen Wahrscheinlichkeit kommt es zu Bluthochdruck, Fettstoffwechselstörungen und schnellerem Körperwachstum. Wenn erforderliche medizinische Maßnahmen getroffen werden, müssen diese übergewichtigen Kinder, deren Eltern und Geschwister ihre Freizeit in erheblichem Maße opfern. Dadurch ergeben sich oft besondere familiäre Belastungssituationen, die nicht nur das übergewichtige Kind, sondern auch andere Familienmitglieder in Mitleidenschaft ziehen. Diese seelischen Belastungssituationen können dann wiederum zum „Frustfuttern" führen. Es entwickelt sich somit ein trauriger Kreislauf.[106]

Da die psychische Belastung aufgrund von Übergewicht und Adipositas für Kinder und Jugendliche per se schon sehr belastend ist, kann angenommen werden, dass eine hinzukommende soziale Benachteiligung auf Grund von Armut oder/und Integrationsproblemen bei ausländischen Kindern das Leben dieser adipösen Menschen in sehr hohen Ausmaß erschweren.

8.3 Grazer Studie - Entwicklung der Adipositas in Österreich- Erwachsenenpopulation

Das Institut für Sozialmedizin und Epidemiologie der Medizinischen Universität Graz hat die Entwicklung der Adipositas in Österreich zwischen den Jahren 1973 und 2007 untersucht, um aussagekräftige Ergebnisse zu Risikogruppen und Trends darstellen zu können. Es wurden Daten von Personen (53,7 % weiblich) im Alter von 20 bis 99 Jahren unter Berücksichtigung soziodemografischer Faktoren analysiert.

Die höchsten Adipositasraten im gesamten Untersuchungszeitraum gab es sowohl bei Männern als auch bei Frauen in der Altersgruppe der 55- bis 74-Jährigen.Die Adipositasprävalenz stieg aber erst ab 1991 in allen Altersgruppen, wobei es den stärksten Zuwachs bei Frauen ab dem 75. Lebensjahr und bei Männern zwischen 55 und 74 Jahren gab. Auch in anderen europäischen Ländern gab es eine Zunahme in der Adipositasprävalenz ab dem Jahr 1990. Die Ursache für die Entwicklung ab diesem Zeitraum vermutet man darin, dass in Europa hochkalorische Lebensmittel mit geringem Nährstoffgehalt billiger wurden. In dieser Studie zeigte sich ebenfalls, dass die meisten Adipositaserkrankten jene Personen mit niedrigem Bildungsniveau waren (Prävalenz im Jahr 2007: Frauen = 19 %; Männer = 16,5 %).

---

[106] Vgl. Gesundheitsförderung Schweiz: Übergewicht bei Kindern und Jugendlichen. Verfügbar unter: http://www.gesundheitsfoerderung.ch/pdf_doc_xls/d/gesundes_koerpergewicht/grundlagen_wissen/Uebergewicht_Kinder_D.pdf (Stand: 2012-03-02).

Die Untersuchung ergab auch, dass die Kombination von niedrigem Bildungsniveau und höherem Alter (> 54 Jahre) eine Hochrisikogruppe für Adipositas erzeugt. Es wird angenommen, dass Personen, die in ihrer beruflichen Laufbahn körperlich aktiv tätig sein müssen, beim Eintritt in den Ruhestand besonders gefährdet sind, an Adipositas zu erkranken. Alte und wenig gebildete Personen sind also laut dieser Studie besonders von Adipositas betroffen.[107]

9. Adipositas im Alter

Adipositas im Alter ist assoziiert mit Gebrechlichkeit und Behinderung. Gebrechlichkeit führt zu Einbußen in den Aktivitäten des täglichen Lebens. Außerdem werden Einbußen in der Lebensqualität durch Adipositas bei älteren Personen berichtet.

Adipositas entsteht auch beim alten Menschen dadurch, dass zu viel Energie zugeführt wird oder zu wenig Energie verbraucht wird oder durch beides. Die meisten Studien belegen allerdings, dass die Energiezufuhr im Alter nicht steigt, sondern sogar leicht sinkt. Ein geringerer Energieverbrauch ist somit der wichtigste Faktor, der für die Entstehung der Adipositas verantwortlich ist. Aber die Abnahme der körperlichen Aktivität im Alter führt zu einer Reduktion des Gesamtenergieumsatzes. Bei gleichbleibender Energiezufuhr kommt es folglich zu Übergewicht und Adipositas.

Bei alten Menschen verringert sich die Wachstumshormonsekretion und der Testosteronspiegel sinkt. Diese hormonellen Einflussfaktoren führen mit steigendem Alter ebenso zu einer Zunahme von Körperfett. Alte Menschen haben eine größere Masse an viszeralem Körperfett und eine kleinere Masse an subkutanem Fett, als jüngeren Personen. Auch das Fettgewebe in und um die Muskulatur steigt mit dem Alter an. Es kommt zu einer gesamten Verringerung der Muskelmasse und einem Anstieg der Körperfettmasse. Aufgrund der Veränderungen der Körperfett- und Muskelzusammensetzung beim alten Menschen ist es

---

[107] Vgl. Großschädl,F. Stronegger,W. (2011): Wer ist in Österreich adipös. Verfügbar unter: Ärzte Woche 46 /2011 , http://www.springermedizin.at/artikel/24743-wer-ist-in-oesterreich-adipoes (Stand : 2012-01-10).

schwierig, mit der einfachen Messung des Body Mass Index eine Adipositas zu diagnostizieren. Die Definition von Adipositas im höheren Alter ist Gegenstand vieler Diskussionen. Die Körpergröße reduziert sich beim alten Mann um ca. 5 cm und um 8 cm bei Frauen. Um diese Veränderungen der Körpergröße in der Berechnung des BMI auszugleichen, wurde vorgeschlagen, die Beinlänge zu messen und die Körpergröße basierend auf diesen Daten zu berechnen. Diese Methode hat sich jedoch nicht durchgesetzt.[108]

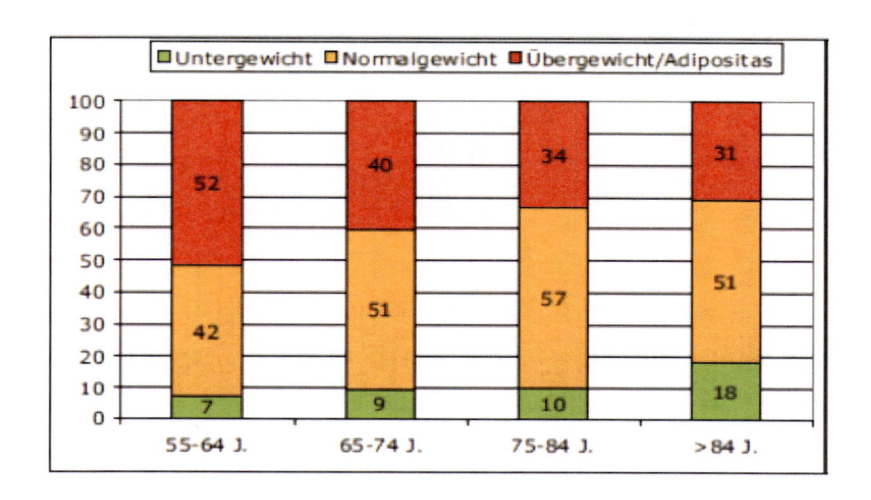

Abbildung 21 - Verteilung des Body-Mass-Index (BMI) bei österreichischen älteren Erwachsenen (≥55 Jahre), getrennt nach Alter (n=816)[109]

Im österreichischen Ernährungsbericht 2008 wurde erhoben, dass 40% der Erwachsenen über 55 Jahren als übergewichtig bzw. adipös einzustufen sind. *(Abbildung 21, S.61)* Untergewichtig waren insgesamt 10% dieser Personengruppe. Auch wenn sich die Ernährungssituation ab dem 84 Lebensjahr ändert

---

[108] Vgl. Erster österreichischer Adipositasbericht(2006). Grundlage für zukünftige Handlungsfelder: Kinder, Jugendliche, Erwachsene. Institut für Sozialmedizin, Zentrum für Public Health. Medizinische Universität Wien. Österreichische Adipositasgesellschaft. (Präsident: Univ.-Prof. Dr. Thomas Wascher). Verfügbar unter: http://www.medical-tribune.at/mm/mm002/Adipositasbericht_2006.pdf (Stand : 2012-01 30).

[109] Österreichisches Institut für Ernährungswissenschaften

und sich der Anteil der untergewichtigen Menschen erhöht, sind dennoch 31% der Hochbetagten übergewichtig bzw. adipös.[110]

9.1 Alltagsprobleme alter Menschen mit Adipositas

Fast drei Viertel aller hochaltrigen Menschen leben auch in Österreich im eigenen Haushalt.[111] Das höhere Lebensalter, Multimorbidität und Adipositas führen allerdings zu besonderen Problemen im Alltag der Betroffenen.

Adipöse Menschen leiden bereits nach kurzen Wegstrecken und/oder Anstrengungen (z.B. Treppen steigen) an starker Kurzatmigkeit. Einkäufe oder Spaziergänge strengen sie sehr an. Es treten auch noch häufiger Rücken- und Gelenksschmerzen auf. Strümpfe und Schuhe anzuziehen ist gar nicht oder nur mit großer Anstrengung möglich. Stark adipöse Menschen erreichen oft nicht mehr die Füße. Schuhbänder zuzubinden ist nicht möglich. Sie sind häufig nicht mehr in der Lage, die Körperhygiene selbst zu erledigen. Adipöse, alte Menschen sind wesentlich gefährdeter als Schlanke für Entzündungen und Pilzerkrankungen im Bereich des Genitalbereiches und der Hautfalten. Selbst mit der Hilfe von sozialen Diensten und der Hauskrankenpflege gestaltet sich die Körperpflege oft sehr schwierig, da in den kleinen Bädern oft kaum Platz ist für den adipösen, alten Menschen und den Pfleger. All diese Faktoren bringen den Übergewichtigen dazu, sich noch weniger zu bewegen.

Diese Erfahrungen machen Pflegekräfte, die bei den mobilen Diensten im Einsatz sind, sehr häufig. Der Tagesplan dieser adipösen Menschen besteht häufig darin, dass sie den Tag entweder liegend oder an einem einzigen Ort sitzend verbringen. Das Essen hat oft einen hohen Stellenwert im Leben dieser Menschen.

---

[110] Vgl. Institut für Ernährungswissenschaften, Uni. Wien (2008): Österreichischer Ernährungsbericht 2008,1. Auflage, März 2009.Verfügbar unter:
http://bmg.gv.at/cms/home/attachments/5/6/0/CH1048/CMS1288948560136/der_gesamte_ernaehrungsbericht.pdf (Stand: 2012-01-29).

[111] Vgl. Hochaltrigkeit in Österreich. Eine Bestandsaufnahme Koordination: Wien, im Oktober 2008 1. Auflage Bundesministerium für Soziales und Konsumentenschutz. Verfügbar unter: http://www.uni-graz.at/ukidabww _bmask_hochaltrigen_kleine_datei.pdf (Stand: 2012-01-23).

9.2 Wohnverhältnisse in Privathaushalten

Gegenwärtig sind Wohnungen oder Einfamilienhäuser eher selten behindertengerecht/barrierefrei ausgestattet. Wohnungen von alten Menschen sind oft im letzten Stockwerk und oft gibt es keinen Fahrstuhl. Bäder sind meistens sehr klein, Haltegriffe fehlen, Türschwellen sind zu hoch, Türstöcke und Gänge sind zu schmal. Dadurch erschwert sich Alltag der alten Menschen und erhöht auch die Sturzgefahr. Einkaufsmöglichkeiten und öffentliche Verkehrsmittel sind häufig weit entfernt. Es gibt auch zu wenig soziale Netzwerke für die ältere Generation, die noch in Anspruch genommen werden können. Besonders betroffen von der dieser Problematik sind Ein-Personen Haushalte, hochbetagte (ab 75 Jahre) Menschen und allein lebende ältere Frauen. Wenn diese betroffene Personengruppe auch noch an Adipositas leidet, ergeben sich besondere Einschränkungen bei den Alltagsaktivitäten.

9.3 adipöse Menschen im Altersheim

Die demografische Entwicklung unserer Gesellschaft ist auch eine große Herausforderung für die Betreuung alter Menschen in Pflegeheimen. Langzeiteinrichtungen entwickeln sich oft zum Lebensmittelpunkt der alten Generation. Pflegeeinrichtungen übernehmen auch immer mehr die Funktion von "Ersatzkrankenhäusern", da zunehmend mehr „kranke" alte Menschen in diesen Einrichtungen versorgt werden müssen.

Die Pflegebedürftigkeit der alten Menschen wird weiterhin steigen. (siehe Kapitel 12 Entwicklung der Pflegebedürftigkeit-Prognosen für Österreich) Ebenso wird auch die Zahl adipöser, multimorbider, älterer Menschen steigen. Bei adipösen, älteren Personen ist die Rate an Pflegeheimaufnahmen höher als bei nicht adipösen Menschen. Man nimmt auch an, dass Adipöse früher in ein Pflegeheim einziehen müssen, im Vergleich zu normalgewichtigen Menschen.

Die Lebenserwartung ab dem 70. Lebensjahr reduziert sich beim Adipösen nicht in dem Ausmaß, wie man ursprünglich angenommen hat. Der Grund dafür ist wissenschaftlich aber noch nicht zur Gänze geklärt. Man spricht vom "Survivor Effect": Damit ist gemeint, dass Adipositas vor allem in jüngeren Jahren ein erhöhtes Sterberisiko mit sich bringt. Adipöse, hochaltrige Menschen sind dann nicht mehr stärker bedroht als andere gleichaltrige Menschen ohne Adipositas.[112] Dieser Umstand führt auch dazu, dass pflegerisch hochanspruchsvolle Leistungen für einen langen Zeitraum notwendig sind, um dem Leben des adipösen Menschen eine entsprechende Qualität geben zu können.

Die Gesellschaft und besonders Verantwortliche in Pflegeeinrichtungen sind noch nicht ausreichend vorbereitet, um vermehrt adipöse Menschen zu versorgen. Es gibt kaum Einrichtungen, die sich auf ein adipöses Klientel spezialisiert haben. In Deutschland wurde im Frühsommer 2012 eines der wenigen „Adipositaspflegeheime" eröffnet. Es wurde dabei auf den Wunsch der Krankenhäuser der Umgebung reagiert, die ebenso immer öfter mit adipösen Patienten konfrontiert sind.

Um adipöse Menschen gut versorgen zu können, sind andere bauliche Strukturen notwendig, als es in herkömmlichen Häusern der Fall ist. Breite Türen, spezielle Betten und Toiletten mit starken Sitzbrillen, größere Bäder und Aufenthaltsräume sind notwendig, um dem Adipösen das Leben zu erleichtern. Solche baulichen Gegebenheiten erleichtern auch den Pflegenden die Arbeit.

Aber nicht nur bauliche Adaptierungen sind notwendig. Auch die Einrichtung muss anders gestaltet werden. Stabilere Einrichtungsgegenstände sind notwendig, sowie stabilere Stühle mit entsprechender Sitzbreite, auch Tische müssen stärker dimensioniert werden. Breitere Rollstühle und mehr Platz rund um das Pflegebett werden gebraucht. Eigene Dusch- oder Toilettenstühle, starke Duschstangen, Gehhilfen, wie Rollatoren die besonders stabil sind und Gewichte über 250 kg tragen können, sind notwendig. Der Wiegebereich bei Körperwaagen muss über 200 kg liegen. Blutdruckmessgeräte müssen breiter und länger sein, um falsche Blutdruckergebnisse zu vermeiden. Man braucht Liegen, Transfer- und Hebeeinrichtungen die bis zu 600 kg tragen können.

---

[112] Vgl. Dorner, T. E. A. Rieder,A. (2010): Das Adipositasparadoxon oder Reverse Epidemiologie. Hohes Körpergewicht als protektiver Faktor bei bestimmten chronischen Bedingungen? Verfügbar unter: http://www.adipositas-austria.org/pdf/news/1004_Dorner_Adipositasparadoxon_DMW.pdf (Stand: 2012-01-31).

Übergewicht und Adipositas und deren Folgeerkrankungen haben auch Auswirkungen auf das Pflegepersonal und den Personaleinsatz. Der Personaleinsatz ist z.B. beim Umlagern bettlägeriger, adipöser Menschen ein höherer als bei Normalgewichtigen. Es ist notwendig, das Umlagern adipöser Menschen noch besser zu planen, da oft bis zu vier Pflegepersonen notwendig sind, um eine Lagerung oder einen Transfer durchzuführen. Oft sind Pfleger in speziellen Hebetechniken nicht entsprechend geschult. Auch gute Hebetechniken haben ihre Grenzen und selbst das Heben mit entsprechenden Hebehilfen ist bei sehr hochgewichtigen Menschen eine Herausforderung für das Personal. Viele Pfleger klagen über Rückenschmerzen und es kann zu vermehrten Krankenständen aufgrund von körperlicher Überbelastung des Pflegepersonals kommen.

Für die Körperpflege sind ebenso bis zu drei Pfleger notwendig. Beim Waschen adipöser Menschen muss die Pflegekraft besonders darauf achten, die Körperfalten sorgfältig zu trocknen, da Hautpilzerkrankungen und Entzündungen in den Hautfalten ein besonders ausgeprägtes Problem beim Adipösen darstellen.

Oft schämen sich adipöse Menschen für ihr Gewicht. Sie wollen das Pflegepersonal nicht belasten, indem sie zusätzliche Transfers z.B. Toilettengänge einfordern. Harn und Stuhlinkontinenz (das Unvermögen bzw. die Unfähigkeit, Stuhl und Harn zurückhalten zu können) und Immobilität werden dadurch verstärkt. Adipöse, alte Menschen sind auch gefährdeter für das Entstehen eines Dekubitalgeschwüres (Druckgeschwür). Spezialmatratzen, die zur Dekubitusprophylaxe notwendig sind, werden von den Kassen leider nicht genehmigt und müssen deshalb vom Betroffenen oder den Pflegeinstitutionen selbst bezahlt werden.

Auch in einem Wiener Pflegeheim wurde in einer Untersuchung bei Personen mit einem mittleren Alter von 87,8 Jahren belegt, dass Adipositas (BMI > 30 kg/m2) mit einem erhöhten Risiko für Infektionskrankheiten sowie für das Entstehen von Dekubitalgeschwüren assoziiert werden muss.[113]

Es gibt kaum Schulungen für das Pflegepersonal, die ein spezielles Wissen für den Umgang mit adipösen, alten Menschen vermitteln würden. Die Diskriminierung und Stigmatisierung adipöser Menschen ist im Zunehmen. Studien zeigen, dass Adipöse zu den am stärksten diskriminierten Gruppen in unserer Gesellschaft gehören.[114] Diese Diskriminierung hört beim alten Menschen nicht unbedingt auf. Überfordertes Pflegepersonal muss entsprechend geschult werden, um keine diskriminierende Pflege am adipösen Menschen durchzuführen.

Eine weitere Herausforderung, vor die Ärzte und Pflegepersonal gestellt sind, ist die Nährstoffversorgung bei Übergewicht und Adipositas. Mangelnährstoffversorgung bei Adipositas sieht man nicht. Es besteht die Gefahr, dass eine Unterversorgung nicht erkannt wird. Mangelernährung bei Untergewicht ist einfacher zu erkennen und zu beheben. Auch hier muss das Pflegepersonal gut geschult werden. Es besteht rascher Handlungsbedarf, da ungeschultes Personal oft davon ausgeht, dass der adipöse und alte Mensch: „eh dick genug ist und genug Reserven hat."

Verschiedene Studien zeigen, dass beim alten Menschen sowohl eine Gewichtszunahme als auch eine Gewichtsabnahme, mit einer erhöhten Sterblichkeit assoziiert werden muss. Ein nur geringer Verlust an Körpergewicht war in einigen Studien schon mit erhöhter Mortalität verbunden.

Nicht nur die Abnahme der Knochendichte kann zu Problemen führen. Während die Sarkopenie (Verlust an Muskelmasse) in Verbindung mit Untergewicht in der Medizin und Pflege gut beschrieben und erfasst ist, ist die bei älteren Menschen häufig auftretende Kombination von Übergewicht und einem Verlust an

---

[113] Vgl. Hochaltrigkeit in Österreich. Eine Bestandsaufnahme Koordination: Wien, im Oktober 2008 1. Auflage Bundesministerium für Soziales und Konsumentenschutz.S.332. Verfügbar unter: http://www.uni-graz.at/ukidabww _bmask_hochaltrigen_kleine_datei.pdf (Stand: 2012-02-14).

[114] Vgl. Österreichische Adipositasgesellschaft (2012): Nein zur Stigmatisierung von adipösen Menschen, verfügbar unter: http://www.adipositas-austria.org/1008_nein_zur_stigmatisierung.html (Stand: 2012-02-02).

Muskelmasse und Muskelkraft noch eher unbekannt und findet noch zu wenig Beachtung. Sie wird als sarkopenische Adipositas (SA) bezeichnet. Sie entsteht durch eine altersbedingte Veränderung der Körperzusammensetzung und wird durch die Verbindung mit Adipositas begünstigt. Adipositas und Sarkopenie potenzieren sich möglicherweise im Alter, sodass Behinderung, Morbidität und Mortalität weiter maximiert werden. Die Identifizierung älterer Menschen mit SA sollte daher Pflicht sein. Eine effektive Behandlung könnte die klinischen Auswirkungen dieser Erkrankung verringern.[115]

Aus dem ersten österreichischen Adipositasbericht vom Jahr 2006 geht hervor, dass bei älteren, adipösen Personen nicht so sehr die Prävention von medizinischen Folgen aufgrund von Adipositas im Vordergrund steht, sondern vielmehr die Verbesserung der physischen Funktionen und der Lebensqualität. Wesentlich wichtiger ist auch, dem Muskel- und Knochenmassenverlust vorzubeugen. Stark kalorienreduzierte Diäten (< 800 kcal/Tag) sollten vermieden werden. Bei einer unkontrollierten Gewichtsreduktion im Alter kann es zu einer Abnahme der Knochendichte, zu einer erhöhten Inzidenz von Hüftfrakturen bei Frauen ab 50 Jahren, sowie zu einem erhöhten Risiko für Gallensteinerkrankungen kommen. Die Gewichtsreduktion muss also so durchgeführt werden, dass kein gegenteiliger Effekt auf Knochen oder den Ernährungsstatus entsteht.[116] Eine gute medizinische und pflegerische Begleitung, Beratung und Kontrolle ist notwendig.

Weitere Folgen der Adipositas im Alter sind Bandscheibenvorfälle, Schenkelhalsbrüche, vorzeitiger Gelenkverschleiß und häufige Instabilitäten, zum Beispiel

---

[115] Vgl. MAURO ZAMBONI*, FRANCESCO FANTIN*, ANNA SEPE*(2009): SARKOPENIE UND FRAILTY - Sarkopenische Adipositas. Verfügbar unter:
http://www.rosenfluh.ch/rosenfluh/articles/download/88/Sarkopenische_Adipositas.pdf (Stand: 2012-02-03).

[116] Vgl. Akademie der Ärzte. (2010): Abschlussarbeit ÖÄK Diplomlehrgang ‚Geriatrie, Empfehlungen aktueller internationaler Leitlinien zu Körpergewicht, Übergewicht, Adipositas und Gewichtsreduktion für Menschen ab dem 65. Lebensjahr. Verfügbar unter :
http://www.arztakademie.at/fileadmin/template/main/Geriatrie/Publikationen09-10/Hoeffinger.pdf (Stand: 2012-02-02).

am Kniegelenk.[117] Adipöse Menschen haben auch vermehrt Wundheilungsstörungen und neigen zu Abszessbildungen.

Einen besonderen Stellenwert hat körperliches Training im Management der Adipositas bei älteren Personen. Selbst sehr alte und gebrechliche Menschen profitieren von körperlichem Training. Sowohl Ausdauer- als auch Krafttraining bringen bei älteren Menschen neben der Gewichtsstabilisierung einen zusätzlichen Nutzen, indem sie die physischen Funktionen verbessern und die altersassoziierte „Frailty" (Gebrechlichkeit) reduzieren.[118] Individuelle Erkrankungen und Behinderungen sollten dabei berücksichtigt werden.[119] Leider wird der verstärkte Personaleinsatz, der notwendig wäre, um die Pflege für den Adipösen, als auch für das Personal bedarfsgerecht gestalten zu können, im Pflegeschlüssel nicht ausreichend berücksichtigt. Vor einer ähnlichen Situation steht das Pflegepersonal auch bei der Betreuung Demenzkranker. Der Pflegeaufwand ist auch hier ein viel größerer. Dieser wird beim Personaleinsatz aber nur selten beachtet.

Da Übergewicht und Adipositas auch wie in den vorigen Kapiteln beschrieben, in jungen Jahren vermehrt auftritt, erhöht sich auch die Zahl des Pflegepersonals, das selbst übergewichtig ist. Selbst wenn Präventionsmaßnahmen und Interventionsprogramme im Kampf gegen Adipositas in den nächsten Jahren Erfolge bringen werden, wird es lange dauern, bis positive Auswirkungen der Präventionsmaßnahmen wirklich spürbar sein werden. Bis dahin muss die

---

[117] Vgl. Akademie der Ärzte. (2010): Abschlussarbeit ÖÄK Diplomlehrgang ‚Geriatrie, Empfehlungen aktueller internationaler Leitlinien zu Körpergewicht, Übergewicht, Adipositas und Gewichtsreduktion für Menschen ab dem 65. Lebensjahr. Verfügbar unter :
http://www.arztakademie.at/fileadmin/template/main/Geriatrie/Publikationen09-10/Hoeffinger.pdf (Stand: 2012-02-02).

[118] Vgl. Erster österreichischer Adipositasbericht(2006). Grundlage für zukünftige Handlungsfelder: Kinder, Jugendliche, Erwachsene. Institut für Sozialmedizin, Zentrum für Public Health. Medizinische Universität Wien. Österreichische Adipositasgesellschaft. (Präsident: Univ.-Prof. Dr. Thomas Wascher). Verfügbar unter: http://www.medical-tribune.at/mm/mm002/Adipositasbericht_2006.pdf,S.200ff.(Stand: 2012-02 03).

[119] Vgl. Hochaltrigkeit in Österreich. Eine Bestandsaufnahme Koordination: Wien, im Oktober 2008 1. Auflage Bundesministerium für Soziales und Konsumentenschutz. Verfügbar unter: http://www.uni-graz.at/ukidabww _bmask_hochaltrigen_kleine_datei.pdf (Stand: 2012-02-13).

Gesellschaft und in diesem Fall speziell das Personal im Pflegebereich davon ausgehen, dass immer mehr übergewichtige, junge Menschen vermehrt übergewichtige oder adipöse, alte Menschen versorgen werden müssen. Die Pflege adipöser Menschen ist für adipöse Pfleger eine besondere Schwierigkeit und potenziert wiederum Folgeerkrankungen beim adipösen Pfleger (z.B. besondere Beanspruchung der Gelenke).

9.4 Ernährungsverhalten alter Menschen zu Hause vs. Ernährungsverhalten der Menschen im Altersheim

Das Bundesministerium für Gesundheit erhob im Jahr 2008 das Ernährungsverhalten der Menschen in Österreich. Im Rahmen dieser Studie wurde auch das Ernährungsverhalten alter Menschen im Pensionistenwohnhaus dem Ernährungsverhalten von Senioren im Privathaushalt gegenüber gestellt: Beim Vergleich der Energie - und Makronährstoffaufnahme (Fett, Eiweiß und Kohlehydrate) von Pensionistenwohnhaus - Bewohnern (PWH) mit den in privaten Haushalten (PHH) lebenden Senioren ergab das Ernährungsverhalten in diesem Bereich keine wesentlichen Unterschiede.*(Tabelle 6, S.69)*

Frauen	PWH	PHH	D-A-CH
Energie (MJ)	7,5	7,1	8,5/7,5*
Eiweiß (E%)	15	15	10-15
KH (E%)	46	45	>50
Zucker (E%)	13	12	-
Ballaststoffe (g)	17	17	>30
Fett (E%)	38	38	max. 30
Männer	PWH	PHH	D-A-CH
Energie (MJ)	7,4	8,0	10,5/9,5**
Eiweiß (E%)	15	15	10-15
KH (E%)	42	42	>50
Zucker (E%)	12	10	-
Ballaststoffe (g)	15	17	>30
Fett (E%)	40	37	30-35

Legende zu Tabelle 6:

PWH = Pensionistenwohnhaus, **PHH** = Privathaushalt, **E%** = Energieprozent, **KH** = Kohlenhydrate, **D-A-CH** = sind Referenzwerte für die Nährstoffzufuhr.

Tabelle 6 - Energie und Makronährstoffaufnahme, getrennt nach dem Geschlecht.[120]

---

[120] österreichisches Institut für Ernährungswissenschaften

Bei den österreichischen Senioren ist generell eine Ernährung mit überwiegend tierischen Produkten, reich an gesättigten Fetten, zu beobachten. Die Aufnahme von Fett und Zucker ist für die Entstehung der Adipositas verantwortlich. Es wurde der Richtwert von maximal 10% der Energieaufnahme aus gesättigten Fettsäuren um fast zwei Drittel überschritten, der Anteil an mehrfach ungesättigten Fettsäuren lag in der Ernährung der Senioren mit rund 7% im wünschenswerten Bereich. Insbesondere bei den Frauen war mit zunehmendem Alter eine ansteigende Aufnahme an gesättigten Fettsäuren bei einer gleichzeitig abnehmenden Zufuhr an mehrfach ungesättigten Fettsäuren zu beobachten. Darüber hinaus bezogen Frauen mehr Energie aus gesättigten Fetten tierischer Herkunft als Männer. Die höchste Zufuhr an Fett, insbesondere an gesättigtem Fett, war allerdings bei den über 84-jährigen Männern zu beobachten.

Für die Prävention ernährungsabhängiger Krankheiten spielt nicht nur die Fettmenge, sondern auch die Fettqualität eine wichtige Rolle. Diese kann anhand der gesättigten (GFS), einfach ungesättigten (MFS) und mehrfach ungesättigten (PFS) Fettsäuren beurteilt werden. Eine zu hohe Aufnahme an gesättigten Fettsäuren geht besonders mit einem erhöhten Risiko für Bluthochdruck, Glucoseintoleranz und Dyslipidämien einher, die das Auftreten von Herz-Kreislauf Erkrankungen begünstigen.[121] Besonders problematisch ist das Übergewicht bei jüngeren Senioren in Verbindung mit den daraus resultierenden Folge-erkrankungen.[122] Adipositas ist auch in den meisten Studien der älteren Bevölkerung mit erhöhter Mortalität assoziiert.

---

[121] Vgl. Institut für Ernährungswissenschaften, Uni. Wien (2008) :Österreichischer Ernährungsbericht 2008,1. Auflage, März 2009.Verfügbar unter:
http://bmg.gv.at/cms/home/attachments/5/6/0/CH1048/CMS1288948560136/der_gesamte_ ernaehrungsbericht.pdf (Stand: 2012-02-18).

[122] Vgl. Biesalski, H. Stephan,C. Bischoff,Christoph Puchstein. (2010): Ernährungsmedizin: Nach dem neuen Curriculum Ernährungsmedizin der Bundesärztekammer,S.367.

10. Lebenserwartung in Österreich

Die Lebenserwartung älterer Menschen ist in den letzten drei Jahrzehnten in Österreich stark gestiegen. Die demografische Expansion dieser Altersphase wurde auch von einer Verbesserung des Gesundheitszustandes älterer Menschen begleitet. Es stellt sich aber die Frage, ob dieser Trend anhält. Treten chronische Krankheiten ebenfalls immer später in Erscheinung und sind diese nicht ausschließlich auf den Therapieerfolg des Gesundheitssystem zurückzuführen, so könnte das kompensatorisch auf den demografisch steigenden Bedarf an medizinischen Leistungen und die dafür notwendigen Kosten wirken. Entscheidend ist, ob der subjektiv bessere Gesundheitszustand älterer Menschen das Resultat erfolgreicher Prävention ist, chronische Krankheiten also tatsächlich später im Leben manifest werden.[123]

11. Lebenserwartung - Prognosen bei Adipositas

Lange Zeit konnte kein direkter Zusammenhang zwischen Adipositas und dem durchschnittlichen Lebensalter hergestellt werden. Im Jahr 1942 gab erstmals die Metropolitan Life Insurance Hinweise über den Zusammenhang von Gewicht und Lebenserwartung. Mittlerweile haben viele Studien die Verbindung zwischen Adipositas und dem erhöhten Sterberisiko bestätigt. Ebenso wurde der Zusammenhang zwischen dem frühen Beginn der Adipositas und der vorzeitigen Sterblichkeit bewiesen.[124]

Jüngere Studien mit neuen Erkenntnissen und Prognosen

Eine Studie unter der Leitung des amerikanischen Demografen Prof. Jay S. Olshansky an der Universität von Illinois in Chicago hat die Auswirkung von

---

[123] Vgl. Hochaltrigkeit in Österreich. Eine Bestandsaufnahme Koordination: Wien, im Oktober 2008 1. Auflage Bundesministerium für Soziales und Konsumentenschutz. Verfügbar unter: http://www.uni-graz.at/ukidabww _bmask_hochaltrigen_kleine_datei.pdf (Stand: 2012-02-10).

[124] Vgl.Huber,G. (2009) : Normalgewicht- Das Deltaprinzip: Grundlagen und Module zur Planung von Kursen,S.43.

Übergewicht und krankhafter Adipositas auf die demografische Entwicklung der Vereinigten Staaten berechnet. Diese Studie ergab, dass die Lebenserwartung Adipöser sogar zurückgehen wird. Durch den hohen Anteil übergewichtiger Kinder erhöht sich bereits in jungen Jahren das Risiko von Diabetes, Herzkrankheiten und anderen Begleit- und Folgekrankheiten so stark, dass die Lebenserwartung in den nächsten 50 Jahren um zwei bis fünf Jahre sinken könnte. Damit würde die Adipositas die Auswirkungen aller Krebsarten übertreffen. Die jüngeren Generationen würden nach diesen Ergebnissen erstmals in der modernen Geschichte ein kürzeres und weniger gesundes Leben als ihre Eltern führen. Einige Forscher stimmen den Aussagen Olshanskys zu, andere Wissenschaftler weisen seine Forschungsergebnisse allerdings als zu unrealistisch, einseitig und pessimistisch zurück. Diese Forscher gehen davon aus, dass nicht jeder Übergewichtige zwangsläufig eine Begleitkrankheit bekommen müsse.[125]

Forschungsergebnisse vom National Institutes of Health, der Behörde für biomedizinische Forschung in Maryland in den Vereinigten Staaten von Amerika (Katherine Flegal, CDC -Epidemiologin) belegen wiederum, dass Adipöse zwar häufiger als Normalgewichtige an Diabetes und Nierenerkrankungen und auch häufiger an bestimmten Krebserkrankungen (Darm, Ösophagus, Uterus, Ovar, Niere und Pankreas) leiden, doch dies wird laut diesen Studien, durch einen Rückgang der Todesfälle bei anderen Erkrankungen und die immer besseren Therapiemöglichkeiten, wieder aufgehoben.[126] Ein deutlich erhöhtes Gesundheitsrisiko besteht laut deren Ergebnissen erst bei einer Adipositas mit einem BMI über 30.[127]

---

[125] Vgl. Berlin Institut für Bevölkerung und Entwicklung,(2010) Ylva Köhncke: Übergewicht. Verfügbar unter: http://www.berlin-institut.org/online-handbuchdemografie/bevoelkerungsdynamik/auswirkungen/uebergewicht.html (Stand: 2012-02-09).

[126] Vgl. National Institutes of Health (NIH): Agentur für das United States Department of Health und Human Services. Primäre Agentur der Regierung der Vereinigten Staaten. Verantwortlich für die biomedizinische Forschung. Verfügbar unter: www.wikipedia.org (Stand: 2008-09-13).

[127] Vgl. ARS MEDICI 2 (2010). BEISE,U. Übergewicht: die Risiken werden überschätzt. Verfügbar unter: http://www.rosenfluh.ch/rosenfluh/articles/download/1136/Uebergewicht_2.10.pdf (Stand: 2012-02-10).

In Großbritannien untersuchte die University of Oxford unter wissenschaftlicher Leitung von Gillian Reeves 45.000 Erkrankungen bei über einer Million Frauen über einen Zeitraum von sieben Jahren. Die Studie macht die Adipositas für 50 Prozent aller Krebserkrankungen der Gebärmutter verantwortlich. Adipositas erhöht auch das Brustkrebsrisiko nach der Menopause. Die Ursache sieht man darin, dass das Fettgewebe nach der Menopause zum Hauptproduzenten von Östrogen wird.[128]

12. Entwicklung der Pflegebedürftigkeit – Prognosen für Österreich

Wie im Kapitel 9.3 „adipöse Menschen im Altersheim" bereits beschrieben worden ist, unterscheidet sich die Lebenserwartung des Adipösen, wenn er einmal das 70.Lebensjahr erreicht hat, nicht mehr so wesentlich von der Lebenserwartung „normalgewichtiger" Senioren.

Das individuelle Risiko der Pflegebedürftigkeit und letztlich die Gesamtzahl der pflegebedürftigen Personen in Österreich hängt von demografischen Gegebenheiten ab. Das Risiko, pflegebedürftig zu werden, steigt mit zunehmendem Alter deutlich. Zahlen für Deutschland zeigen, dass die Pflegewahrscheinlichkeit bis zu einem Alter von 70 Jahren unter 3% liegt. Für die Gruppe der 80-85-jährigen erhöht sich die Wahrscheinlichkeit auf 21,4%. Personen in der Gruppe der 85-90-jährigen müssen mit 38,4%iger Wahrscheinlichkeit mit einer Pflegebedürftigkeit rechnen. Für über 90-jährige liegt die Wahrscheinlichkeit schon bei 60,2%. Berechnungen aus der Pflegegeldstatistik für Österreich belegen, dass bereits 60% aller über 80-jährigen Personen Pflegegeld beziehen und daher als pflegebedürftig eingestuft werden können. Es gibt verschiedene Prognosen, wie sich die Betreuungsbedürftigkeit in Österreich weiterentwickeln könnte. Drei Szenarien wurden der Wirtschaftsuniversität Wien, vom Institut für Sozialpolitik, nach der Prognose von Badelt et al. zusammengefasst.

---

[128] Vgl. Adipositas (2007): Körperliche Einschränkungen als Preis für ein längeres Leben? Verfügbar unter: www.aerzteblatt.de Adipositas: Körperliche Einschränkungen als Preis für ein längeres Leben? (Stand: 2012-03-02).

- **Das Szenario „Status Quo"**

Dieses Szenario geht von gleichbleibenden Pflegehäufigkeiten und Pflegeintensitäten aus. Veränderungen sind in der Zahl und im Umfang der Betreuungsbedürftigkeit nur demographisch bedingt.

- **Das Szenario „Long Life"**

Hier geht man von einer Expansion der Pflegebedürftigkeit aus.

- **das Szenario „Better Health" (besserer Gesundheitszustand)**

Hier geht man von einer Kompression der Pflegebedürftigkeit aus.

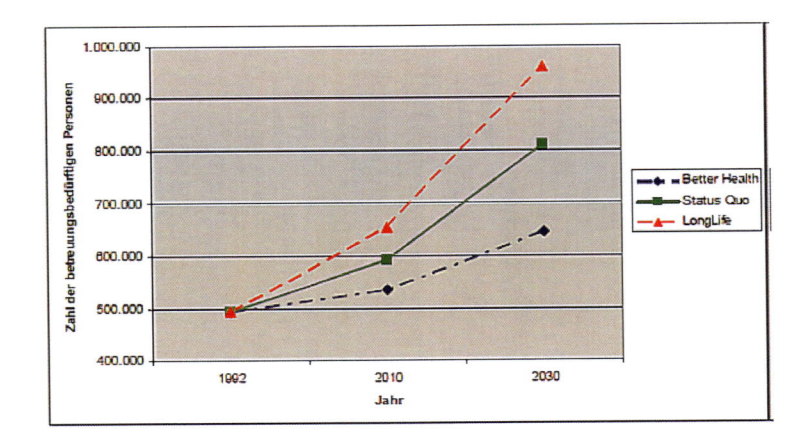

Abbildung 22 - Prognosevarianten zur Zahl betreuungsbedürftiger Personen, Badelt et al (1996)[129]

Die grafische Gegenüberstellung in *Abbildung 22* der Prognosen zur Zahl betreuungsbedürftiger Personen in den drei Szenarien zeigt anschaulich, wie stark die unterschiedlichen Annahmen die Ergebnisse beeinflussen. Ausgehend von rund 500.000 pflegebedürftigen Menschen im Jahr 1992 steigt deren Zahl im „Better Health" Szenario auf rund 650.000 im Jahr 2030 bzw. auf fast 1.000.000 im „Long Life" Szenario. An Hand dieser Grafik lässt sich die Dringlichkeit von Präventionsmaßnahmen erklären.

---

[129] Forschungsbericht, Wirtschaftsuni-Wien

Informelle, familiäre Unterstützungsnetzwerke unter nahen Angehörigen werden in Zukunft immer „dünner". Gründe dafür sind etwa Veränderungen in den Familien- und Haushaltsstrukturen, die niedrige Fertilität oder die geringere Heiratsneigung. Rubisch et.al. weisen darauf hin, dass die Erwerbsquote der Frauen zwischen 15 und 64 Jahren in der Zeit von 1981 bis 2001 von 54% auf 65% gestiegen ist. Weiters ist die Zahl der Einpersonenhaushalte im gleichen Zeitraum von 782.000 auf 1.051.000 gestiegen. Insgesamt wird ein zunehmender Trend zur „Singularisierung" festgestellt.

Eine österreichische Befragung ergab, dass jüngere Personen die familiäre Pflege viel weniger befürworten, als ältere Menschen. In dieser Studie wurde aber erkannt, dass in Österreich eine hohe geäußerte Bereitschaft seitens der Kinder besteht, die Pflege der Eltern zu finanzieren. Ein Rückgang der informellen Pflegeleistungen bedingt bei gleichzeitiger Zunahme oder auch nur Beständigkeit der Pflegebedürftigkeit eine Verlagerung in den formellen Bereich, was die monetären Aufwendungen in diesem Bereich in die Höhe treiben wird. Das heißt auch, dass mehr alte Menschen in Pflegeheimen versorgt werden müssen.[130]

13. Adipositas als systemisches Risiko

Ein Systemrisiko (bzw. systemisches Risiko) ist ein Risiko, das die Funktion oder sogar die Existenz eines ganzen Systems beeinträchtigen kann. Systemrisiko ist ein Gegenpart zu den spezifischen Risiken, von denen immer nur bestimmte Systemteilnehmer betroffen sind, ohne das System als Ganzes zu gefährden. „Risiko" ist ein Konzept, das eingeführt wurde, um drohende Schäden kalkulierbar, vergleichbar und handhabbar zu machen. Zum rationalen Umgang mit Risiken gehört auch, drohende Schäden mit Nutzenpotentialen zu bilanzieren und dabei unterschiedlichste Standpunkte zu berücksichtigen. Inwieweit diese Konsequenzen positiv oder negativ beurteilt werden, ist eine Frage des Standorts und der subjektiven Bewertung. Wenn es zutrifft, dass schon heute die indirekten

---

[130] Vgl. Schneider,U. Österle, A. Schober, D. Schober,C.(2006): Die Kosten der Pflege in Österreich. Ausgabenstrukturen und Finanzierung. Forschungsbericht. Verfügbar unter:
http://www.wu.ac.at/sozialpolitik/pub/fbn02_06 (Stand: 2012-02-12).

Auswirkungen der Adipositas, wie etwa Langzeitkrankenstände, Frühpensionierung und ein früherer Tod, rund die Hälfte der Folgekosten ausmachen, ist dies ein starkes Anzeichen dafür, dass Adipositas als ein systemisches Risiko betrachtet werden sollte, dessen Vielfalt an möglichen Folgen weit über den Horizont von Medizin und Gesundheitswesen hinausreichen. Adipositas beeinflusst nicht nur die Gesundheit und das Wohlbefindens der einzelnen Person, sondern kann wirtschaftliche, soziale, ökologische und politische Risiken nach sich ziehen, die von der OECD (Organisation für wirtschaftliche Zusammenarbeit und Entwicklung) als „systemische" Risiken bezeichnet werden. Unter systemischen Risiken sind solche Risiken zu verstehen, die von möglichen Beeinträchtigungen der physischen Gesundheit oder der Umwelt ausgehen und dann in andere Bereiche hineinwirken, wobei ihre Wirkung oft verstärkt wird. Aber nicht nur auf der Seite der Auswirkungen empfiehlt es sich, das Adipositasrisiko einer systemischen Analyse zu unterziehen. Das Entstehen von Adipositas stellt ein vielseitiges Geschehen dar, dessen Erforschung und Verhinderung gleichfalls ein Zusammenwirken verschiedenster Wissenschaftsdisziplinen erfordert.[131]

---

[131] Vgl. Fona, sozial- ökologische Forschung. Bundesministerium für Bildung und Forschung.(2005): Übergewicht und Adipositas bei Kindern, Jugendlichen und jungen Erwachsenen als systemisches Risiko. Verfügbar unter: http://www.sozial-oekologische-forschung.org/de/700.php (Stand: 2012-03-05).

14. Empirie

Methodik:

Um entsprechende Forschungsziele zu erreichen, wurde die quantitative Forschungsmethode mittels eines schriftlichen, standardisierten Fragebogens gewählt. Diese Methode eignete sich am besten dafür, um die „Ist-Situation" der Bewohner in Bezug auf ihre Ernährung und die „Ist-Situation" der Mitarbeiter in Bezug auf eine mögliche, körperliche Überbelastung durch adipöse Bewohner in den verschiedenen Pflegeheimen zu erfassen.

Hypothesen:

1. eine gesunde Ernährung und das tägliche Konsumieren von Obst und Gemüse, sind alten Menschen in Pflegeheimen nicht gleichermaßen wichtig. Das Gesundheitsbewusstsein ist auch im Alter abhängig vom Bildungsgrad des alten Menschen.
2. Es gibt bereits in der Gegenwart Tendenzen, dass mehr sozial benachteiligte, übergewichtige oder adipöse Menschen in Altersheimen wohnen.
3. es gibt bereits jetzt eine körperliche Mehrbelastung und vermehrte Krankenstände des Personals, aufgrund der Adipositas von Bewohnern in Pflegeheimen.

Es wurde ein Fragenbogen mit teils geschlossenen Fragen und Eingruppierungsfragen für das Pflegepersonal entwickelt. Der Fragebogen wurde per Post mit einem Rücksendekuvert an 35 Pflegedienstleitungen verschiedenster Einrichtungen rund um Graz gesandt. Es mussten neun einfache Fragen unter Einhaltung des Datenschutzes beantwortet werden. Der Fragebogen wurde anonym behandelt. Ebenso wurde nicht explizit erhoben, wie viele Bewohner mit einem höheren sozialen Status, Übergewicht oder Adipositas haben. Gemeint sind dabei meistens sogenannte „Selbstzahler" die ohne Unterstützung des Staates in Pflegeeinrichtungen leben,

Fragebogen

Die Auswirkung der Adipositas im Alter auf die Pflege in Langzeiteinrichtungen, unter besonderer Berücksichtigung des sozioökonomischen Status

1. **Bettenanzahl in Ihrer Einrichtung ?**

   ☐ bis 20 Betten

   ☐ bis 40 Betten

   ☐ bis 60 Betten

   ☐ über 60 Betten

2. **Wie viele Bewohner in Ihrer Einrichtung haben einen BMI (Body Mass Index) höher > 25?**

   ☐ bis 10 % der Bewohner

   ☐ über 10 % bis 25 % der Bewohner

   ☐ über 25 % bis 50 % der Bewohner

   ☐ über 50 % der Bewohner

   ☐ BMI ist nicht bekannt

3. **Wie hoch ist der Frauenanteil in Ihrer Einrichtung?**

   ☐ bis 10 % der Bewohner

   ☐ über 10 % bis 25 % der Bewohner

   ☐ über 25 % bis 50 % der Bewohner

   ☐ über 50 % der Bewohner

4. **Wie viele Bewohner in Ihrer Einrichtung äußern den Wunsch, täglich Obst und/oder Gemüse auf dem Speiseplan zu haben?**

   ☐ bis 10 % der Bewohner

   ☐ über 10 % bis 25 % der Bewohner

   ☐ über 25 % bis 50 % der Bewohner

   ☐ über 50 % der Bewohner

5. **Haben Sie in Ihrer Einrichtung beobachtet, dass Bewohner mit geringem Ausbildungsgrad (z.B. keinen Schulabschluss) oder Migranten fette oder stark zuckerhaltige Nahrung bevorzugen?**

   ☐ Ja

   ☐ nein

6. **Mussten Sie aufgrund der erhöhten Anzahl an adipösen Bewohnern Patientenlifter oder Aufstehhilfen in Ihrer Einrichtung anschaffen?**
   ☐ Patientenlifter
   ☐ Aufstehhilfe
   ☐ Patientenlifter und Aufstehhilfe
   ☐ Keine Anschaffung aufgrund von Übergewicht/Adipositas notwendig
   ☐ weiß nicht

7. **Wie häufig haben Sie im Jahr Krankenstände Ihrer Mitarbeiter, die auf Grund von Wirbelsäulenproblemen entstanden sind, zu verzeichnen?**
   ☐ bis 10 % der gesamten Krankenstände
   ☐ über 10 % bis 25 % der gesamten Krankenstände
   ☐ über 25 % bis 50 % der gesamten Krankenstände
   ☐ über 50 % der gesamten Krankenstände
   ☐ keine Krankenstände aus diesen Gründen

8. **Wie hoch ist der Anteil der selbst zahlenden Bewohner in Ihrer Einrichtung?**
   ☐ bis 10 % der gesamten Bewohner
   ☐ über 10 % bis 50 % der gesamten Bewohner
   ☐ über 50 % der gesamten Bewohner
   ☐ keine Selbstzahler
   ☐ nur Selbstzahler
   ☐ weiß nicht

9. **Wie hoch ist der Anteil der Bewohner, die eine abgeschlossene Berufsausbildung haben, in Ihrer Einrichtung?**
   ☐ bis 10 % der gesamten Bewohner
   ☐ über 10 % bis 25 % der gesamten Bewohner
   ☐ über 25 % bis 50 % der gesamten Bewohner
   ☐ über 50 % der gesamten Bewohner
   ☐ weiß nicht

Herzlichen Dank für Ihre Mitarbeit!

15. Auswertung :

Die Auswertung ergab Folgendes:

Von 35 Fragebogen sind 5 Fragebögen nicht retour bekommen. Zur Auswertung konnten also Daten von 30 Pflegewohnhäusern herangezogen werden.

1. Bettenanzahl der einzelnen Einrichtungen:

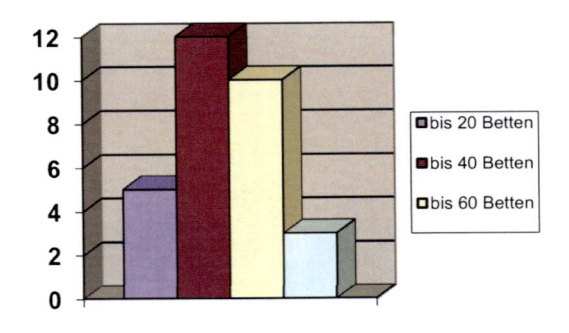

Abbildung 23 - Bettenanzahl in Ihrer Einrichtung[132]

Von den 30 verschiedenen Häusern ist die Bettenanzahl wie folgt:

        bis 20 Betten   : 5 Häuser

        bis 40 Betten   : 12 Häuser

        bis 60 Betten   : 10 Häuser

        über 60 Betten : 3 Häuser

---

[132] Eigene Quelle

2. Höhe des BMI (Body Mass Index) der Bewohner in den Einrichtungen >25

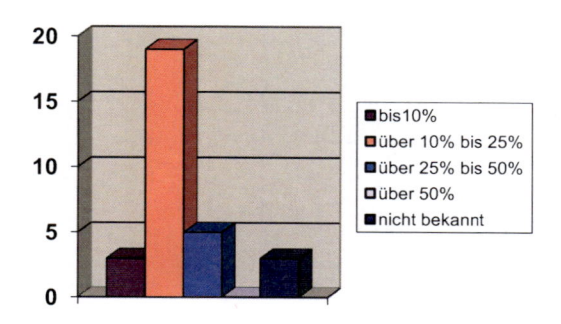

Abbildung 24 - Anzahl der Bewohner in den Einrichtungen mit BMI >25[133]

In 3 Häusern haben 10% der Bewohner einen BMI> 25, in 19 Häusern haben fast ein Viertel der Bewohner einen BMI> 25. In 5 Pflegeheimen hatten 25 – 50 % der Bewohner einen BMI> 25. Es gibt allerdings kein Pflegeheim, in dem mehr als die Hälfte der Bewohner einen BMI über 25 haben. Drei Pflegedienstleitungen waren der BMI ihrer Bewohner nicht bekannt. Laut WHO haben Menschen mit einem BMI zwischen 25 und 29,9 Übergewicht. Adipositas beginnt ab einem BMI von 30.

3. Anteil der Frauen in den Einrichtungen

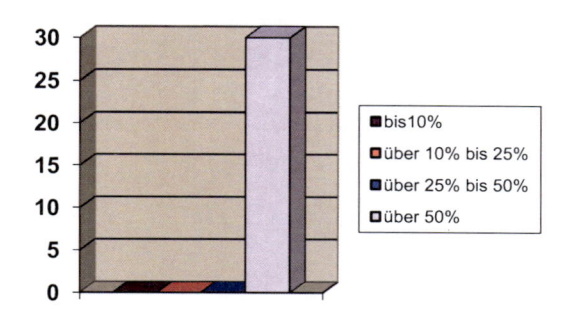

Abbildung 25 - Anteil der Frauen in den Einrichtungen[134]

In allen 30 Häusern war der Frauenanteil über 50 %.

---

[133] Eigene Quelle

[134] Eigene Quelle

4. Anzahl der Bewohner, die sich täglich Obst oder Gemüse am Speiseplan wünschen

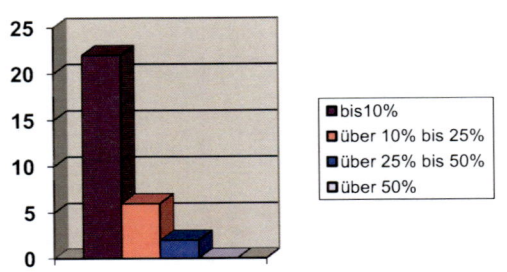

Abbildung 26 - Bewohneranzahl in Einrichtung die auf Obst und Gemüse Wert legen[135]

In nur 2 Einrichtungen konnte das Pflegepersonal feststellen, dass über einem Viertel der Bewohner Obst und Gemüse wichtig ist. In 22 von 30 Heimen ist „gesunde Ernährung" kaum Thema. Wichtig ist: „Hauptsache es schmeckt!"

5. Beobachtung, dass Bewohner mit geringem Ausbildungsgrad (keinen Schulabschluss) oder Migranten fette oder stark zuckerhaltige Nahrung bevorzugen

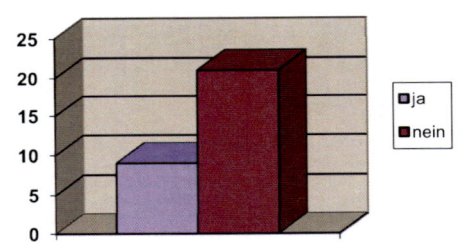

Abbildung 27 - bevorzugte Speisen von Bewohnern mit geringem Ausbildungsgrad in den Einrichtungen[136]

In 9 von 30 Häusern wurde laut Pflegedienstleitungen die Beobachtung gemacht, dass Bewohnern mit geringem Bildungsgrad gesunde Ernährung nicht wichtig ist.

---

[135] Eigene Quelle

[136] Eigene Quelle

6. Anschaffung von Patientenlifter oder Aufstehhilfen aufgrund der erhöhten Anzahl von adipösen Bewohnern in den Einrichtungen

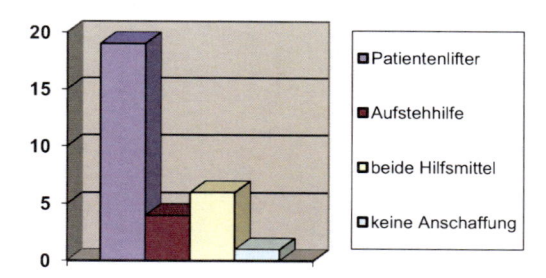

Abbildung 28 - Anzahl der Hebehilfen in den Einrichtungen[137]

Nur 1 Haus verfügt über gar keine Hebehilfe.

7. Häufigkeit der Jahreskrankenstände wegen Wirbelsäulenproblemen in den Einrichtungen

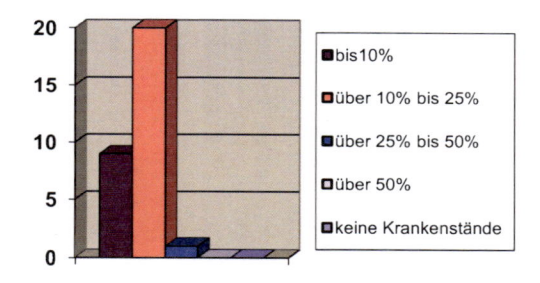

Abbildung 29 - Häufigkeit der Jahreskrankenstände wegen Wirbelsäulenproblemen in den Einrichtungen[138]

In 20 Einrichtungen werden bis zu 25% der entstandenen Krankenstände wegen körperlicher Überbeanspruchung der Wirbelsäule verzeichnet.

---

[137] Eigene Quelle

[138] Eigene Quelle

8. Anteil an selbst zahlenden Bewohnern in den Einrichtungen

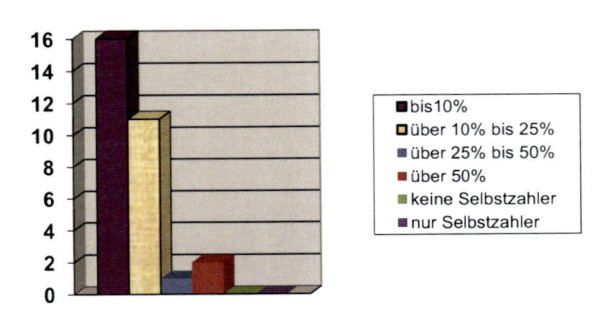

Abbildung 30 - Anteil der Selbstzahler in den Einrichtungen[139]

In nur 2 Pflegewohnhäusern zahlt die Hälfte der Bewohner den Aufenthalt im Heim selbst. Sehr viele Senioren in den befragten Häusern sind allerdings Sozialhilfeempfänger.

9. Anteil der Bewohner mit abgeschlossener Berufsausbildung in den Einrichtungen

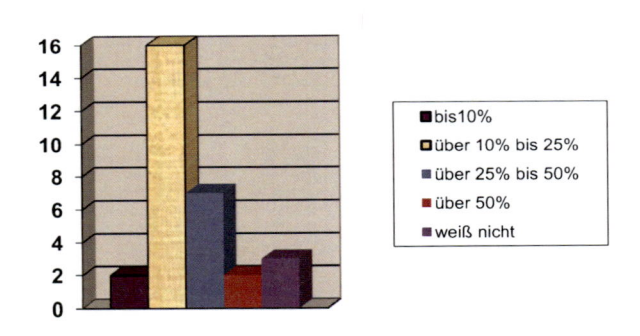

Abbildung 31 - Anteil der Bewohner mit abgeschlossener Berufsausbildung[140]

In 2 von 30 Einrichtungen haben mehr als 50 % der Bewohner eine abgeschlossene Berufsausbildung. In 16 Häusern hat bis zu 25% der Bewohner eine abgeschlossene Ausbildung.

---

[139] Eigene Quelle

[140] Eigene Quelle

Auswertung

1) Die meisten der befragten Einrichtungen rund um Graz haben zwischen 40 und 60 Betten.

2) In 19 von 30 Häusern haben fast ein Viertel der Bewohner Übergewicht. Nur 3 Häuser müssen sich mit dem Thema „Übergewicht" kaum auseinandersetzen.

3) Es gab keine Einrichtung in der der Männeranteil höher ist, als der Anteil der Frauen.

4) Täglich Obst und Gemüse am Speiseplan zu haben, hat laut dieser Umfrage für alte Menschen generell nur mehr wenig Relevanz. „Hauptsache es schmeckt und die Speisen sind nicht zu hart, zu viel oder zu wenig gesalzen."

5) In 9 von 30 Häusern machte man die Beobachtung, dass Migranten und/oder Bewohner mit geringem Ausbildungsgrad fette und süße Speisen bevorzugen.

6) Nur eine Einrichtung verfügt über keine Hebehilfe.

7) In 20 Häusern verzeichnet man bis zu 25% der Krankenstände aufgrund von körperlicher Überbelastung bei schwerem Heben.

8) Es gibt eine relativ geringe Anzahl an Selbstzahlern, also Senioren mit hohem Sozialstatus in diesen Häusern.

9) In 2 von 30 Einrichtungen haben mehr als 50 % der Bewohner eine abgeschlossene Berufsausbildung.

Die Aussagekraft dieses Fragebogens, der im kleinem Rahmen durchgeführt worden ist, weist aber darauf hin, dass das Thema „Adipositas generell und auch in Verbindung mit einem niedrigen Sozialstatus" in Zukunft für alle Pflegenden eine Herausforderung werden wird! Hierzu gibt es Tendenzen.

16. Übergewicht und Adipositas – ökonomische Betrachtung und Konsequenzen

Adipositas und deren Folgeerkrankungen, vor allem die vier maßgeblichsten Folgen wie Hypertonie, Depression, koronare Herzerkrankungen und Diabetes Typ-2, bedeuten einen enormen Kostenfaktor im Gesundheitssystem. Adipositas ist sowohl mit erhöhten direkten Kosten (Kosten im Gesundheitswesen z.B. durch Hospitalisierungen, Medikamente, Ernährungsberatung, chirurgische Eingriffe, usw.) als auch indirekten Kosten verbunden (Ressourcenverlust und Produktivitätsausfälle infolge von Krankheit, Arbeitsunfähigkeit, Invalidität, Frühpension oder vorzeitigem Tod). Die Kosten für Medikamente, Spitalsaufenthalte, Ambulanz- und Laborkosten, Zahl der Krankenstände, generell die Gesamtkosten steigen mit zunehmendem Body-Mass-Index.[141]

Schätzungen zufolge machten die direkten adipositasassoziierten Kosten in Europa im Jahr 2005 bis zu fünf % der gesamten Gesundheitsausgaben aus. Umgelegt auf Österreich sind das mehr als 1,1 Milliarden Euro bzw. 0,5 % des Bruttoinlandsprodukts. Die Tendenz ist steigend. Die WHO sprach 2006 bereits von sechs Prozent der Gesundheitskosten in Europa.[142]

Durch einen Rückgang der Prävalenz von Übergewicht und Adipositas um nur 1% könnten einer australischen Kostenschätzung zufolge 3,3 % der direkten Gesundheitskosten eingespart werden. Auf Österreich übertragen würde ein 1%iger Rückgang der Prävalenz von Übergewicht und Adipositas Einsparungen

---

[141] Vgl. gemeinnützige Stiftung Wissen macht Gesund. Prim. Doz. Dr. Teresa Wagner. Ernährung und Übergewicht (2010): Übergewicht in Österreich. Verfügbar unter :
http://www.wissenmachtgesund.at/gesundheit/ernaehrung.html#c304 (Stand: 2012-02-21).

[142] Vgl. Bundesministerium für Gesundheit Österreich(2011): Nationaler Aktionsplan Ernährung NAP.e Nationaler Aktionsplan Ernährung inkl. Maßnahmenübersicht und Planung. Verfügbar unter:
http://bmg.gv.at/cms/home/attachments/1/3/0/CH1046/CMS1264514565545/nape_210111.pdf (Stand: 2012-02-20).

direkter Gesundheitskosten in der Höhe von EUR 751,4 Millionen (2004) (0,3 % des BIP) ausmachen.[143]

Während im Jahr 2002 der Anteil der über 60-jährigen an der Gesamtbevölkerung bei 21,5% lag, wird für das Jahr 2030 ein Prozentsatz von 32,1% prognostiziert. Gleichzeitig wird aber der Anteil der erwerbstätigen Personen deutlich sinken: Von 61,8% im Jahr 2002 gegenüber 54,7% im Jahr 2030. Der „Altenquotient" steigt daher von 34,1% auf 58,6% im Jahr 2030.

Generell ist Langzeitpflege für die betroffenen Menschen mit einem enormen finanziellen Aufwand verbunden. Dieser Aufwand wird durch private finanzielle Mittel, durch Pflegegeldleistungen, durch die staatliche Kofinanzierung sozialer Dienste und Pflegeheimplätze und durch private unbezahlte Pflegearbeit abgedeckt. Der wachsende Finanzierungsbedarf wird nur zu einem Teil durch öffentliche Mittel abgedeckt. Private Pflegeversicherungen können eine Option sein, sich gegen die mit Pflegebedürftigkeit einhergehenden finanziellen Risiken abzusichern. Auf Grund veränderter soziostruktureller und kultureller Bedingungen ist in den kommenden Jahrzehnten mit einer Abnahme der informellen Pflegeleistungen zu rechnen. Gründe dafür sind Veränderungen in den Familien- und Haushaltsstrukturen, die niedrige Fertilität oder die geringere Heiratsneigung, Zunahme der Einpersonenhaushalte. Der Pflegebedarf wird in den nächsten vierzig Jahren allerdings steigen. Damit wird in größerem Umfang formelle Pflege notwendig, die für die betroffenen pflegebedürftigen Menschen mit einem deutlich höheren monetären Aufwand verbunden ist. Gleichzeitig rücken in den nächsten Jahrzehnten Generationen in das höhere Alter vor, die einen höheren Anspruch an Art und Qualität von Dienstleistungen haben werden, als dies bei den heute pflegebedürftigen Personen der Fall ist – sofern sie sich diesen leisten können.[144]

---

[143] Vgl. Erster österreichischer Adipositasbericht(2006). Grundlage für zukünftige Handlungsfelder: Kinder, Jugendliche, Erwachsene. Institut für Sozialmedizin, Zentrum für Public Health. Medizinische Universität Wien. Österreichische Adipositasgesellschaft. (Präsident: Univ.-Prof. Dr. Thomas Wascher). Verfügbar unter: http://www.medical-tribune.at/mm/mm002/Adipositasbericht_2006.pdf (Stand: 2012-02 23).

[144] Vgl. Schneider,U. Österle, A. Schober, D. Schober,C.(2006): Die Kosten der Pflege in Österreich. Ausgabenstrukturen und Finanzierung. Forschungsbericht. Verfügbar unter: http://www.wu.ac.at/sozialpolitik/pub/fbn02_06 (Stand: 2012-02-29).

Unser Gesundheitssystem erfüllt hohe Ansprüche und bietet gegenwärtig noch eine ausgezeichnete Versorgung, auch im Hinblick auf die gesellschaftlichen Veränderungen und die steigende Lebenserwartung. Um diese Versorgung weiterhin sichern zu können, werden Einsparungen durch den Abbau von Bürokratie, Doppel- und Mehrgleisigkeiten notwendig sein. Wir brauchen mehr präventive Maßnahmen. Die überzeugende Vermittlung eines gesundheitsfördernden Lebensstils, bereits in den Schulen und in der Erwachsenenbildung ist notwendig, um unser Gesundheitssystem in angemessener Form erhalten zu können.

17. Prävention

„Vorbeugen ist besser als Heilen" - das sagt schon der Volksmund und gilt auch für Übergewicht und Adipositas. Ernährungsbezogene Prävention in jungen Jahren zu beginnen, ist die beste Möglichkeit, um ernährungsassoziierte Erkrankungen zu verhindern.

Wenn Übergewicht und Adipositas nicht entwickelt werden, kann man damit eine Erhöhung der Lebenserwartung ohne körperliche und seelische Einschränkungen, die sich durch eine Adipositas entwickelt hätten, und somit auch eine Steigerung der Lebensqualität erreichen.

17.1 Termini der Prävention

Die Hauptaufgabe der Prävention im allgemeinen Sinn ist, gesellschaftlich unerwünschte Verhaltensweisen und Zustände zu verhindern. Prävention ist auch eine spezielle Form beratender Kommunikation in Bezug auf zukünftige Probleme. Prävention und Behandlung als Beratung haben einen fließenden Übergang.[145]

Primärprävention in der Medizin, sind Maßnahmen zur Vermeidung von Erkrankungen oder von gesundheitsschädigendem Verhalten. Dazu gehören die

---

[145] Vgl. Fachzeitschrift Prävention &Prophylaxe (2/2001): Suchtreport 6/01.Prävention als Begleitung von Veränderungsprozessen. Verfügbar unter: http://www.fen.ch/texte/mh_veraenderung.htm (Stand: 2012-02-19).

Förderung einer gesunden Lebensweise, die Vermeidung von Suchterkrankungen und die Verhütung übertragbarer Krankheiten.[146]

In Österreich wird schon längere Zeit darüber diskutiert, ein Gesundheitsförderungs- und Präventionsgesetz in Kraft zu setzen. Es sollten dabei mitunter auch die unterschiedlichen Begriffe der „Prävention" österreichweit einheitlich definiert werden. Der Entwurf dieses Gesetzes ging Ende 2009 in die Begutachtung und liegt noch im Gesundheitsministerium auf.[147]

Die Definition des schweizerischen Bundesamtes für Gesundheit für die Primär-, Sekundär und Tertiärprävention lautet:

- **Primärprävention**
  Das Problem ist noch nicht aufgetreten.

- **Sekundärprävention**
  Das Problem ist – je nach Definition – ansatzweise aufgetreten oder es besteht ein erhöhtes Risiko, dass es auftritt.

- **Tertiärprävention**
  Das Problem ist manifest und die präventiven Maßnahmen zielen darauf ab, eine Verschlimmerung des Problems oder das Auftreten von Folgeproblemen zu verhindern.

Man unterscheidet auch zwischen:

- **Verhältnisprävention**
  Sie steht für eine Strategie, die auf Kontrolle, Verminderung und Beseitigung von Gesundheitsrisiken in den Umwelt- und Lebensbedingungen

---

[146] Vgl. Maßnahmen zur Gesundheitsförderung und Krankheitsprävention. Verfügbar unter: http://m.sbg.arbeiterkammer.at/online/gesundheitsfoerderung-und-praevention-47286.html (Stand: 2012-02-28)

[147] Vgl. Doppelbudget Gesundheit (2009 und 2010): Präventionsgesetz liegt auf Eis. Verfügbar unter: http://www.medical-tribune.at/dynasite.cfm?dsmid=98838&dspaid=795895 (Stand: 2012-02-22).

ansetzt. Also strukturell und umgebungsorientiert. Sie zielt auf die Strukturen, die die eigentlichen Zielpersonen umgeben ab.

- **Verhaltensprävention**
  Sie zielt auf eine Veränderung gesundheitsgefährdender Gewohnheiten und Lebensstile ab. Sie ist eine personenorientierte und kommunikative Prävention und ist auf die eigentliche Zielperson selbst gerichtet.

Es gibt noch eine Reihe weiterer Unterscheidungen im Zusammenhang mit der Prävention (z.B. Ebenen der Prävention), deren Unterscheidung zu beschreiben nicht mehr Thema dieser Arbeit ist.[148]

17.2 primäre Adipositasprävention

Primäre Adipositasprävention und Verhaltensprävention müssen in jungen Jahren begonnen werden. Das heißt, dass von Kindheit an ein gesunder Lebensstil geführt werden sollte, um eine ungesunde Körperfettansammlung zu vermeiden. Dazu gehört auch, dass Eltern ihren Kindern den Genuss von gesundem Essen und gutem Lebensstil vermitteln sollten und diese dadurch positiv motiviert, Freude an Bewegung und Sport haben.

Das Ernährungsverhalten der Menschen ist aber abhängig von der Lebensweise die sie führen. Vor allem Kinder aus benachteiligten Familien haben hier kaum Chancen. Die Lebensverhältnisse können oft nicht so verändert werden, dass eine ausgewogene Ernährung möglich ist. Diese Erkenntnis muss dazu führen, dass die primäre Prävention auch Aufgabe des Gesetzgebers und der Krankenkassen ist, um eine stabile Gesundheit der Menschen zu gewährleisten.[149] Die Gesundheitspolitik muss der Bevölkerung ein Wissen über ein gesundes Ernährungsverhalten und den Sinn ausreichender Bewegung vermitteln und dabei auch helfen, es umzusetzen.

---

[148] Vgl. Fachzeitschrift Prävention& Prophylaxe(2/2001): Was ist Prävention. Verfügbar unter: http://www.fen.ch/texte/mh_form.htm (Stand: 2012-02-18).

[149] Vgl. deutsches Bundesministerium für Bildung und Forschung (2011): Präventionsforschung. Verfügbar unter: http://www.bmbf.de/de/1236.php (Stand: 2012-02-28).

17.2.1 richtige Ernährung

Das Ernährungsverhalten nimmt Einfluss auf unsere Gesundheit sowie auf die Entstehung vieler Krankheiten. Ernährungsabhängige Erkrankungen erfordern immer eine Umstellung der Essgewohnheiten. Demnach gab es auch seit 2002 von den EU-GesundheitsministerInnen klare Willensbekundungen zur Verbesserung der Ernährung der EU-Bevölkerung. Die Notwendigkeit dieser Maßnahmen wurde von den EU-Ministern entsprechend deutlich formuliert.

Viele Länder haben sich in den letzten Jahren auch an nationale Ernährungsstrategien oder Aktionspläne angeschlossen. Nach dem letzten Ernährungsbericht im Jahr 2008 ist sich auch das österreichische Bundesministerium für Gesundheit der Notwendigkeit bewusst geworden und hat reagiert. Es wurde der nationale Aktionsplan Ernährung (NAP.e) ins Leben gerufen, mit dem Ziel, das Ernährungsverhalten der Österreicher zu verbessern und dem Anstieg von Übergewicht entgegenzuwirken. Der nationale Aktionsplan Ernährung soll ein dynamisches Instrument sein, welches ständig weiterentwickelt wird, um eine evidenzbasierte und qualitätsgesicherte Vorgehensweise im Bereich der Ernährung zu ermöglichen.

Bis 2020 sollen Verbesserungen in Bezug auf das Auftreten von ernährungsbedingten Erkrankungen erkennbar sein und die Steigerung der Anzahl von Übergewichtigen soll gebremst werden.

Die Ernährungsziele dieser Initiative sind eine angepasste Energiezufuhr bei ausreichender Vitamin- und Mineralstoffzufuhr zu erreichen und eine Überversorgung der Fettzufuhr, der Trans-Fettsäuren und der gesättigten Fettsäuren zu vermeiden und die Zucker- und Salzzufuhr zu verringern, sowie die Kohlenhydrat- und Ballaststoffgabe zu erhöhen und die Flüssigkeitszufuhr zu optimieren.[150]

---

[150] Vgl. Bundesministerium für Gesundheit Österreich(2011): Nationaler Aktionsplan Ernährung NAP.e Nationaler Aktionsplan Ernährung inkl. Maßnahmenübersicht und Planung. Verfügbar unter: http://bmg.gv.at/cms/home/attachments/1/3/0/CH1046/CMS1264514565545/nape_210111.pdf (Stand: 2012-02-27).

17.2.2 Essen und Trinken nach den 10 Regeln der DGE

Deutlich klar lauten auch die Ernährungsempfehlungen der deutschen Gesellschaft für Ernährung. Sie empfehlen:

- eine vollwertige Nahrung um Leistung und Wohlbefinden zu fördern
- eine vielseitige Nahrung, ausgewogen und abwechslungsreich
- mit Genuss und Ruhe angemessene Mengen verzehren
- reichlich Getreideprodukte – und Kartoffeln
- Gemüse und Obst – fünf Mal am Tag
- täglich Milch und Milchprodukte
- wenig Fett und fettreiche Lebensmittel
- Zucker und Salz in Maßen
- reichlich Flüssigkeit in Form von Wasser
- schmackhaft und schonend zubereitet

17.2.3 Empfehlungen für körperliche Aktivität

Erwachsene sollten am besten täglich mindestens 30 Minuten lang moderat körperlich aktiv sein. Dies empfehlen internationale Public Health Organisationen.[151] Die Ausübung der mäßig körperlichen Aktivität sollte zu leichtem Schwitzen führen und der Puls und die Atemfrequenz sollten ansteigen. Eine gute Möglichkeit die persönlich-individuelle körperliche Aktivität zu erhöhen, ist auch, wenn die Bewegung in den Alltag eingebunden wird. So könnten beispielsweise kürzere Wege mit dem Fahrrad oder zu Fuß zurückgelegt werden und statt des Aufzuges die Treppen benutzt werden. „Für einen optimalen gesundheitlichen Nutzen sollten Erwachsene darüber hinaus nach Möglichkeit drei Ausdauertrainingseinheiten (Dauer 20 bis 60 Minuten je Einheit) und zwei kraft- und beweglichkeitsorientierte Trainingseinheiten pro Woche ausüben". Grundsätzlich gilt jedoch, dass auch geringere Bewegung, als die hier

---

[151] Vgl. Rütten,A. Abu-Omar,K. Lampert,T. Ziese,T. Robert Koch-Institut Gesundheitsberichterstattung des Bundes(2005): Körperliche Aktivität. Broschüre - 3. August 2005,S.13ff.

empfohlene, die Gesundheit positiv beeinflusst und damit auch dem Entstehen von Übergewicht vorgebeugt wird.

17.3 Verhältnisprävention bei sozial Benachteiligten

Barbara Fröschl et al. haben im Jahr 2009 für die deutsche Agentur für Health Technology Assessment des Deutschen Instituts für medizinische Dokumentation und Information eine Literaturrecherche über Verhaltens- und Verhältnisprävention von Adipositas bei Kindern und Jugendlichen in Deutschland durchgeführt. Die Forschungen wurden im Auftrag des deutschen Bundesministeriums für Gesundheit durchgeführt. Ein besonderer Schwerpunkt bei den Recherchen wurde auf die sozialen Aspekte der Betroffenen gelegt. Ergebnisse zeigten aber, dass es kaum Studien zur Adipositasprävention und Interventionen gibt. Es fehlt auch an Vergleichen und an verhältnispräventiven Maßnahmen. Es gibt auch kaum zielgruppenorientierte Interventionen (vor allem für sozio-ökonomische Benachteiligte).

Eine ökonomische Modellrechnung für Australien kommt aber zu dem Ergebnis, dass die Intervention mit dem größten Einfluss für die Gesellschaft in der Reduktion von Fernsehwerbung für fett- und zuckerreiche Speisen und Getränke für Kinder zu sehen ist. Die Reduzierung dieser Werbekampagnen zeigte dort den größten Erfolg.

Weitere Forschungen und Studien sind notwendig. Es wird auch eine Kombination von verhältnispräventiven und verhaltenspräventiven Maßnahmen empfohlen. Entsprechende Programme müssen entwickelt werden. Eine besondere Bedeutung kommt dabei dem „Need-Assessment" zu. Hierbei sollen die Rahmenbedingungen für Interventionen erhoben und analysiert werden. Ebenso müssen die Bedürfnisse der Zielgruppen eruiert werden. Diese Maßnahmen sollten bereits im Vorschulalter gesetzt werden, unter Einbeziehung der Eltern.[152]

---

[152] Vgl. Fröschl,B. Haas,S.Wirl,C. Deutsche Agentur für Health Technology Assessment des Deutschen Instituts für Medizinische Dokumentation und Information (DAHTA(at)DIMDI), Köln (2009): Prävention von Adipositas bei Kindern und Jugendlichen. (Verhalten- und Verhältnisprävention. Verfügbar unter: http://portal.dimdi.de/de/hta/hta_berichte/hta242_bericht_de.pdf (Stand: 2012-02-27).

Maßnahmen zur Gewichtsreduktion bei Kindern sollten sich auch immer auf ein positives Selbstwertgefühl konzentrieren, und nicht auf Gewichtsabnahme oder das Erreichen des Idealgewichts.[153] Präventionsansätze dürfen sich nicht nur auf diese Altersphase beschränken, sondern sollten im Sinne einer Präventionskette miteinander verzahnt werden und so unterstützend wirken.[154]

17.3.1 Setting - Ansatz in der Gesundheitsförderung

Der Setting-Ansatz (Lebensweltansatz Ottawa-Charta 1986) der WHO lautet: „Gesundheit wird von Menschen in ihrer alltäglichen Umwelt geschaffen und gelebt, dort wo sie spielen, lernen, arbeiten und lieben." Das Ziel muss sein, gesundheitsförderliche Lebenswelten zu schaffen und fördern.[155]

Ein Setting-Ansatz, der neben der Stärkung der individuellen Ressourcen auch auf die aktive Gestaltung gesundheitsfördernder Lebenswelten abzielt, spielt eine zentrale Rolle, Menschen zu einer gesunden Lebensweise zu befähigen und dadurch ihre Gesundheit zu verbessern. „Settings sind auch Organisationen, die eine durch ihre Struktur und Aufgabe anerkannte soziale Einheit darstellen". Es handelt sich also um relativ dauerhafte Sozialzusammenhänge, von denen wichtige Impulse für Gesundheit (Gesundheitsbelastungen, Gesundheitsressourcen) ausgehen. Settings sind auch Orte, wo gelebt oder gearbeitet wird z.B. Kindergärten, Schulen, Arbeitsplatz, Krankenhäuser, Stadtteile, Gemeinden, Heime.

---

[153] Vgl. Europäisches Informationszentrum für Lebensmittel. (2007): Adipositasprävention im Kindesalter. Erkenntnisse aus früheren Studien. Verfügbar unter:
http://www.eufic.org/article/de/artid/Adipositaspraevention-Kindesalter-Erkenntnisse-Studien/ (Stand: 2012-02-29).

[154] Vgl. deutscher Kooperationsverbund für Gesundheitsförderung bei sozial Benachteiligten: Good Practice Kriterien. Verfügbar unter: http://www.gesundheitliche-chancengleichheit.de/good-practice/good-practice-kriterien/ (Stand: 2012-02-28).

[155] Vgl. deutscher Kooperationsverbund für Gesundheitsförderung bei sozial Benachteiligten: Kapitel 1 - Was ist Gesundheit? Verfügbar unter: http://www.gesundheitliche-chancengleichheit.de/gesundheitsfoerderung-im-quartier/aktiv-werden-fuer-gesundheit-arbeitshilfen/teil-1-gesunde-lebenswelten-schaffen/was-ist-gesundheit/ (Stand: 2012-02-29).

Zielgruppen, wie z.B. adipöse Menschen, sollen dort grundlegende Kompetenzen erlernen (Stärken und Fähigkeiten - Life Skills) um eigene, gesundheitsbewusste Interessen zu entwickeln und wahrzunehmen (Empowerment) und nicht nur passive Empfänger von gesundheitsförderlichen Informationen und Angeboten sein. Einzelne betroffene Personen sollen eine Mitwirkungsmöglichkeit an Entscheidungsprozessen von Organisationen und Strukturen haben.[156]

Benjamin Kuntz und Thomas Lampert fassten im Jahr 2010 die Ergebnisse um die Bedeutung der sozioökonomischen Faktoren und dem Auftreten von Adipositas nach dem telefonischen Gesundheitssurvey 2003 zusammen und kamen zu folgenden Empfehlungen:

Da das Auftreten der Adipositas mit der sozialen Lage, dem Bildungs- und Berufsstatus stark verbunden ist, müssen also in erster Linie zielgruppenspezifische Präventionsmaßnahmen entwickelt werden. Programme, die einseitig auf eine Verhaltensänderung der von Adipositas betroffenen Personen abzielen, greifen mitunter zu kurz. Settingorientierte Programme (Verhältnisprävention) sind eher geeignet, unterschiedliche soziale Problemlagen, Übergewicht fördernde Umwelten, sowie soziokulturell traditionelles Ernährungs- und Bewegungsverhalten zu beeinflussen. Das heißt, soziale Felder (Settings) müssen so gestaltet werden, dass es den darin lebenden Personen leichter fällt, gesund zu bleiben.

17.3.2 Projektbeispiel – Setting Schule

In Deutschland hat das Projekt „primakids" Primärprävention und Gesundheitsförderung im Rahmen des „Setting Schule" durchgeführt. Es wurde von der Hochschule für angewandte Wissenschaften Hamburg in Kooperation mit der Techniker Krankenkasse vom Jahr 2002-2006 gestützt. Ihr gesamtheitlicher Ansatz war:

- Obst und Gemüse – 5 am Tag

---

[156] Vgl. Umweltlexikon-online.de(2008): Setting-Ansatz. Verfügbar unter: http://zpm.uke.uni-hamburg.de/Webpdf/10%20Praevention%2080618.pdf (Stand: 2012-02-28).

- Fettarme und ausgewogene Ernährung nach der Lebensmittelpyramide
- Maximal 1 Stunde Fernsehen am Tag
- Mindestens 1 Stunde Bewegung am Tag
- Täglich mindestens 1 gemeinsame Familienmahlzeit[157]

17.3.3 Präventionskonzept - Nordrhein-Westfalen

Bei einer Landesgesundheitskonferenz (LGK) 2005 wurde in Nordrhein-Westfalen ein "Präventionskonzept mit dem Titel „eine Investition in Lebensqualität" verabschiedet. Die Prävention und Gesundheitsförderung zu stärken und weiter zu entwickeln ist bei diesem Konzept das Ziel. Es bildet den Rahmen für vielfältige Aktionen, Interventionen und Projekte einzelner oder kooperierender Präventionsträger auf kommunaler und Landesebene. (Leben ohne Qualm, Mutter und Kind..)

Es wurde auch ein Schwerpunkt zum Thema „Maßnahmen zur Prävention von Übergewicht bei Kindern" gesetzt. Bei dieser Initiative werden Projekte gebündelt, die sich an die Zielgruppe "Übergewichtige Kinder" wenden. In besonderem Maße sollten Maßnahmen bei sozialer Benachteiligung initiiert werden.

Ein Projekt, welches da schon gute Vorarbeit leistet, ist der „Bewegungskindergarten mit dem Pluspunkt Ernährung" in Nordrhein-Westfalen. Hier geht es darum, dass interessierte Kindergärten/Kitas mit einem hohen Anteil an Kindern aus sozial benachteiligten Familien die Möglichkeit haben, nach entsprechenden Interventionsmaßnahmen ein entsprechendes Zertifikat zu erwerben und sich im Bereich "Ernährung und Bewegung als Präventionsmaßnahme gegen Übergewicht im Kindesalter" weiterzuentwickeln. Das Prinzip "Bewegungs- und Ernährungserziehung" soll in der Tageseinrichtung verankert werden. Durch integrierte Elternarbeit werden die Inhalte auch in die häusliche Lebensumwelt der Kinder transportiert.

---

[157] Vgl. Hochschule für Angewandte Wissenschaften Hamburg u.Techniker Krankenkasse (2002-2006): Projekt Kindergesundheit- Adipositasprävention. Verfügbar unter: http://www.primakids.de/ (Stand: 2012-03-04)

17.4 Adipositasprävention beim alten Menschen

Präventionsmaßnahmen beim alten Menschen werden im Entwurf des deutschen Präventionsgesetzes ausschließlich im Zusammenhang mit der Tertiärprävention genannt, also im Zusammenhang mit der Verhütung der Verschlimmerung von Erkrankungen und Behinderungen sowie Vorbeugung von Folgeerkrankungen. Und zwar ist dort die Rede von „pflegerischen Maßnahmen, um die körperlichen, geistigen oder seelischen Kräfte der Pflegebedürftigen zu erhalten."

Es gibt allerdings Schwierigkeiten, Tertiärprävention von Rehabilitation zu unterscheiden, wenn Tertiärprävention als die Vermeidung negativer Folgewirkungen von Krankheiten definiert wird. Dieses Problem beschreibt auch Sabine Bartholomeyczik in einem Beitrag über Prävention und Gesundheitsförderung als Konzept der Pflege im Jahr 2006. Eine Unterteilung in Primär-, Sekundär- und Tertiärprävention ist demnach eine überflüssige Begriffsaufteilung, die suggeriert, dass präventive Maßnahmen etwas Unterschiedliches bedeuten, je nachdem, ob bereits Gesundheitsprobleme eingetreten sind oder nicht. Eigentlich sollten alle vorsorgenden, krankheitsverhütenden und Gesundheitsprobleme vermeidenden Maßnahmen als präventiv bezeichnet werden, sofern sie nicht kurativ sind.[158] Im Bereich der Pflege hat sich außerdem der Begriff „Prophylaxe" für Präventionsmaßnahmen durchgesetzt.

17.5 die Verringerung gesundheitlicher und sozialer Ungleichheit in Europa

Gesundheitliche Ungleichheiten abzubauen ist für die Gesundheitssysteme der einzelnen Länder eine der größten Herausforderungen. Wenn in der Bevölkerung noch mehr soziale Ungleichheit entsteht, schadet dies allen Menschen. Richard Wilkinson em. Professor für Sozialepidemiologie und Kate Pickett machten in ihrem 2009 erschienenen Buch: „Gleichheit ist Glück: Warum gerechte Gesell-

---

[158] Vgl. Bartholomeyczik,S. (2006): Prävention und Gesundheitsförderung als Konzepte der Pflege, Beitrag Pflege& Gesellschaft 11. Jg. 2006. Verfügbar unter: http://www.altenpflege.vincentz.net/fileserver/ vincentzverlag/files/54500/54517/ Praevention_und_Gesundheitsfoerderung.pdf (Stand: 2012-02-20).

schaften für alle besser sind" besonders dringlich darauf aufmerksam, welche Folgen soziale Ungleichheit in den Ländern haben kann. Ungleichheit führt ihren Erhebungen nach zu Statusangst auf allen Ebenen einer Gesellschaft und diese macht krank, dick, gewalttätig und drogensüchtig. Die Reichen mauern sich ein. Das verschafft vielleicht ein subjektives Gefühl der Geborgenheit. Doch die Leute bemerken nicht, dass ihre soziale Umgebung in die Brüche geht. Wilkinson sagt: *„Unter den modernen Industriegesellschaften sind nicht die reichsten Gesellschaften die gesündesten, sondern diejenigen mit den geringsten Unterschieden zwischen Arm und Reich."* [159]

Die Herausforderung der Bewältigung sozialer Ungleichheit kann aber nicht alleine vom Gesundheitssektor bewältigt werden, sondern bedarf einer bereichsübergreifenden Gesamtstrategie. Das gesamte Feld der Gesundheitsförderung und Gesamtprävention ist gefordert, dabei eine aktive Rolle zu spielen. Denn Befunde aus der Sozialepidemiologie verweisen auf eine immer weiter wachsende Kluft bei den Gesundheitschancen von ärmeren und reicheren Bevölkerungsgruppen. Dieser Trend kann letztlich sogar gesamtgesellschaftliche Folgewirkungen nach sich ziehen und den sozialen Zusammenhalt einer Gesellschaft gefährden.[160]

17.6 Gesundheitspolitische Maßnahmen zur Behebung sozialer Ungleichheit

Zwischen 2003 und 2007 koordinierte die deutsche Bundeszentrale für gesundheitliche Aufklärung (BZgA) in Zusammenarbeit mit dem Netzwerk Europäischer Gesundheitsförderungsorganisationen „EuroHealthNet" das EU-Projekt „Closing the Gap". Beteiligt waren daran 22 europäische Länder. Ziel von „Closing the Gap" war, Strategien zur Reduzierung gesundheitlicher Ungleichheit

---

[159] Wilkinson, R. Pickett, K. (2009):Gleichheit ist Glück. Warum gerechte Gesellschaften für alle besser sind,S.65.

[160] Vgl. Fonds Gesundes Österreich. Tagungsband der 9. Österreichischen Präventionstagung (2007): Soziale Ungleichheit und Gesundheit. Verfügbar unter: http://www.fgoe.org/presse-publikationen/downloads/tagungsbande/tagungsband-soziale-unggleichheit-und-gesundheit/2009-08-28.8211777691 (Stand: 2012-02-22).

zu entwickeln und eine europäische Datenbank mit fundierten Informationen und vorbildlichen Projekten zu erstellen.

Zwischen 2007 und 2010 wurde dann das Projekt „Determine" angeschlossen. Die Ergebnisse dieses EU-Projektes wurden dann in Brüssel auf einer Konferenz vorgestellt. 50 Vertreterinnen und Vertreter aus 26 europäischen Ländern waren daran beteiligt. Unter Förderung der Europäischen Kommission wurden drei Jahre lang neuartige Strategien zur Verminderung gesundheitlicher Ungleichheiten gesammelt. Die Datenbank www.health-inequalities.eu listet vorbildliche europäische Projekte auf. Die Inhalte der neu konzipierten Datenbank sollen von Fachkräften aus Wissenschaft und Praxis als Orientierungshilfe und zur Nachahmung genutzt werden.

17.7 gesetzliche Grundlage in Österreich für Prävention und Gesundheitsförderung

Die Gesundheit Österreich GmbH wurde am 1. August 2006 mit einem Bundesgesetz als nationales Forschungs- und Planungsinstitut für das Gesundheitswesen und als nationale Kompetenzförderstelle für die Gesundheitsförderung errichtet.

Der „Fonds Gesundes Österreich" (FGÖ) ist die nationale Kompetenzstelle für Gesundheitsförderung und Prävention. Er wurde 1998 gegründet. Die Mitglieder des Fonds versuchen durch Information, Aufklärung und Öffentlichkeitsarbeit das Bewusstsein möglichst vieler Menschen zur Gesundheitsförderung und Prävention zu erhöhen. Der Fonds ist ein Dienstleister für Förderungen von Projekten zum Zweck gesunder Lebensweisen.

Es leiten sich sechs Handlungsfelder ab, für die der Fonds Gesundes Österreich zuständig ist:

- Bewegung
- Ernährung
- seelische Gesundheit
- Kinder und Jugendliche

- Menschen am Arbeitsplatz
- ältere Menschen

Der FGÖ ist ein wichtiger Partner des Gesundheitsressorts, wenn es darum geht die Lebenswelten und das Verhalten der Menschen gesünder zu gestalten und hat somit eine gesundheitspolitische Aufgabe.[161]

18. Historischer Überblick und Maßnahmen der EU und WHO gegen Adipositas

18.1 Maßnahmen der EU

- Anfang der 1990er Jahre: Erste alarmierende Anzeichen einer zunehmenden Verbreitung von Adipositas in der EU.
- September 2002: Das Europäische Parlament und der Rat verabschieden das Aktionsprogramm der Gemeinschaft im Bereich der öffentlichen Gesundheit (2003-2008).
- März 2005: Einführung der EU-Aktionsplattform für Ernährung, körperliche Bewegung und Gesundheit. Sie bringt Verbraucherorganisationen, Gesundheits-NROs (Nichtregierungsorganisationen) und Industrievertreter auf europäischer Ebene zusammen, um angesichts des Adipositasproblems in der EU Abhilfe zu schaffen. 100 neue freiwillige Aktionen von 34 bedeutenden Akteuren aus Industrie und Zivilgesellschaft wurden auf den Weg gebracht, unter anderem die freiwillige Verpflichtung des europäischen Dachverbandes der Erfrischungsgetränke-Industrie (Unesda) zu einem Verbot der Werbung mit Kindern als Zielgruppe sowie die Zusage der Mitglieder des europäischen Verbands moderner Restaurants, die Verbraucher über den Nährstoffgehalt ihrer Mahlzeiten zu informieren.

---

[161] Vgl. Bundesministerium für Gesundheit : Gesundheit und Gesundheitsförderung. Verfügbar unter: http://bmg.gv.at/home/Schwerpunkte/Praevention/Gesundheit_und_Gesundheitsfoerderung (Stand: 2012-02-27).

- Dezember 2005: Grünbuch zur „Förderung gesunder Ernährung und körperlicher Bewegung - eine europäische Dimension zur Verhinderung von Übergewicht, Adipositas und chronischen Krankheiten.
- Im Mai 2006 bewilligte das Europäische Parlament neue EU-weite Vorschriften über nährwert- und gesundheitsbezogene Angaben, die gewährleisten, dass Verbraucher sich auf eine Etikettierung der Lebensmittel mit korrekten und leicht verständlichen Informationen über den Gesundheits- und Nährwert verlassen können, etwa dem Gehalt an Salz, Fett und Ballaststoffen.
- Ebenso im Mai 2006 verabschiedete das Europäische Parlament eine verschärfte Lebensmittelverordnung, die den Zusatz von Vitaminen, Mineralstoffen und anderen Stoffen zu Lebensmitteln regelt. Diese Verordnung vereinheitlicht die Vorschriften in den Mitgliedstaaten und legt strenge Etikettierungskriterien fest, sodass Verbraucher sachkundige Entscheidungen treffen und den unnötigen Verzehr bestimmter Nährstoffe vermeiden können. Die EU arbeitet mit internationalen Partnern zusammen, etwa mit den Vereinigten Staaten, der Ernährungs- und Landwirtschaftsorganisation der Vereinten Nationen und der Weltgesundheitsorganisation. Mit einer EU-US- Konferenz im Mai 2006 wurde der Grundstein für eine künftige transatlantische Zusammenarbeit gelegt.
- 2002-2006 flossen knapp 5 Millionen Euro an EU-Mitteln in das von 2005-2008 laufende Projekt HELENA (Gesunder Lebensstil in Europa durch die Ernährungsweise in der Jugend). Das Projekt ist eines von zehn Ernährungs- und Adipositas-Forschungsprojekten, die innerhalb dieses Rahmenprogramms durch die EU finanziert wurden. Sie schließt Forschungsgruppen EU-weiter Institute mit ein. Die Studie stellt Daten zu Lebensmittel- und Nährstoffaufnahme, Lebensmittelwahl und Verbreitung von Adipositas bei Jugendlichen in Europa zur Verfügung. Im Rahmen des Programms im Bereich der Öffentlichen Gesundheit 2003-2008 wurden weiterhin Daten erfasst und auch die Förderung einer ausgewogenen Ernährung wurde weiter finanziert. Einem Projekt zur Bekämpfung von Adipositas bei Kindern etwa (Children and Obesity and Associated Chronic Diseases / Kinder und Adipositas und damit verbundene chronische

Krankheiten), koordiniert vom europäischen Netzwerk für Kardiologie, wurden 1,7 Millionen Euro zugesprochen. Ziele des Projektes sind die Analyse von Lebensmittelwerbung für Kinder, die Ausarbeitung von politischen Alternativen sowie ergänzende Maßnahmen und Herangehensweisen auf nationaler Ebene.

- 2007: Weißbuch der Europäischen Kommission „Ernährung, Übergewicht, Adipositas" : Eine Strategie für Europa. Fokus auf Gesundheitsförderung und Prävention, unter anderem im Bereich Ernährung und körperliche Aktivität im „Zweiten Aktionsprogramm der Gemeinschaft im Bereich der Gesundheit 2008 – 2013"

18.2 Maßnahmen der WHO Europa

2006: Vom 15 - 17. November fand die Europäische Ministerkonferenz der WHO zur Bekämpfung der Adipositas in Istanbul statt. Anwesend waren knapp 600 Teilnehmer – neben den Delegierten der 53 Mitgliedstaaten der Region auch Experten und Beobachter sowie Vertreter internationaler und nichtstaatlicher Organisationen und der Massenmedien. Es wurde die europäische Charta zur Bekämpfung der Adipositas gegründet. Die Mitgliedstaaten nahmen die Herausforderung dieses globalen, gesundheitlichen Problems, welches die Bevölkerung betrifft, einstimmig an.

Ziele der Konferenz waren:

- Aufwertung der Adipositas-Problematik in der Gesundheitspolitik und in anderen Politikbereichen
- verstärkte Sensibilisierung für das Thema und Sicherung eines entschlossenen Engagements der Politik
- Förderung internationaler und sektorübergreifender Partnerschaften

bei dieser Konferenz wurde beschlossen, die Maßnahmen der Länder zu überwachen. Die langfristige Überwachung der Fortschritte ist wesentlich, da bis zur Herauskristallisierung der Ergebnisse in Form eines Rückgangs der Adipositas und der mit ihr verbundenen Krankheitslast selbst einige Zeit benötigt wird.

Dreijährliche Fortschrittsberichte werden auf Ebene der Europäischen Region der WHO erstellt. Erstmalig gab es den Bericht im Jahr 2010.[162]

18.3 aktuelle Maßnahmen der europäischen Union

Schwerpunkt des zweiten Gesundheitsprogramms für 2007- 2013 mit einem Budget von 365,6 Millionen Euro ist die Förderung der Gesundheit. Insbesondere möchte man sich dabei auf die Gesundheitsfaktoren im Zusammenhang mit der Ernährung konzentrieren.

Die von der EU gesetzten Schwerpunkte für 2012 umfassen unter anderem:

Maßnahmen zur Förderung und Verbesserung der körperlichen und seelischen Gesundheit, Schritte zur Verbesserung der Ernährung, der körperlichen Aktivität und Abbau suchtrelevanter Einflüsse wie Tabak und Alkohol. Im Rahmen dieser Maßnahmen sollen unter anderem durch Übergewicht und Adipositas verursachte Erkrankungen bei jungen Menschen eingedämmt werden. Kampagnen sollen entwickelt werden, um eine ausgewogene Ernährung und körperliche Bewegung für Kinder und Jugendliche in einschlägigen Umfeldern zu fördern. Gleichzeitig soll der Austausch von Fachwissen in der Konzeption von Maßnahmen für Kinder und Jugendliche erleichtert werden. Ein besonderer Schwerpunkt liegt auf sozial benachteiligten Gruppen.[163]

---

[162] Vgl. Erster österreichischer Adipositasbericht(2006). Grundlage für zukünftige Handlungsfelder: Kinder, Jugendliche, Erwachsene. Institut für Sozialmedizin, Zentrum für Public Health. Medizinische Universität Wien. Österreichische Adipositasgesellschaft. (Präsident: Univ.-Prof. Dr. Thomas Wascher). Verfügbar unter: http://www.medical-tribune.at/mm/mm002/Adipositasbericht_2006.pdf,S.200ff.(Stand: 2012-02-29).

[163] Vgl. Europäische Union - EU und Gesundheit. EU-Arbeitsprogramm Gesundheit. Die Fördertöpfe sind neu gefüllt. Verfügbar unter:http://www.medical-tribune.at/dynasite.cfm?dsmid=111394&dspaid=966261 (Stand: 2012-02-12).

19. Ausblick

Gibt es Lösungen für die soziale Ungleichheit in der Gesundheit und somit auch die Möglichkeit eines geringeren Auftretens von Adipositas bei sozial Benachteiligten und deren Konsequenzen im Alter?

Kaatsch et al. haben es im Buch „Ethik der Agrar- und Ernährungswissenschaften" im Jahr 2008 auf den Punkt gebracht. Sie haben festgestellt, dass das Wissen um soziale Unterschiede in der Gesundheit die Menschen unserer Gesellschaft berührt und Lösungen gefunden werden müssen. Ursachen und Lösungen sind aber zum größten Teil in den Verhältnissen, unter denen wir leben, zu finden. Apelle auf eigenverantwortliches Handeln und Verhaltensprävention sind allerdings nicht ausreichend. Verhältnisprävention ist notwendig.[164]

Verhältnisprävention stößt andererseits wiederum auf Widerstände der Menschen, welche z.B. durch den Wunsch nach Autonomie und Selbstbestimmung des Einzelnen oder auch gesellschaftliche Interessen (z.B. das nach ökonomischem Wachstum) entstehen. Verhältnisprävention braucht den Willen der Politik und eine Zuverlässigkeit, welche nicht durch vorübergehende Stimmungen und Befindlichkeiten oder aktuelle Interessen beeinflusst wird. Soziales Handeln und Wirken bedürfen zunächst der Einsicht in das Problem und die Zusammenhänge. Wissenschaftliche Erkenntnisse und Belege schaffen ausreichende Informationen und Voraussetzungen. Sie müssen aber auch in die politische und gesellschaftliche Diskussion aufgenommen werden. *„Wenn soziale Faktoren einen starken Einfluss auf das Übergewicht selbst sowie auch seine Prävention und Behandlung haben, müssen sie als „Ursache der Ursache" thematisiert und in unserer Gesellschaft diskutiert werden. Eine gesellschaftliche Diskussion ist notwendig, weil nahezu jeder Bereich des öffentlichen Lebens auch einen Einfluss auf die Gesundheit hat."* [165]

---

[164] Vgl. Danielzik, S. Müller, MJ. Deutsche Zeitschrift für Sportmedizin. (2006): Sozialer Status und Gesundheit. Jahrgang 57, Nr. 9.

[165] Kaatsch,H.J. Rosenau,H.Taube,F. Theobald,W.(2008): Ethik der Agrar- und Ernährungswissenschaften,S.55ff.

Die Wiener Internistin und Diabetologin Dr. Heidemarie Abrahamian erklärt dazu: *„Für das Verständnis der Entstehung von Adipositas ist ein systemischer Denkansatz erforderlich und für eine erfolgreiche Therapie ist ein multidimensionaler Ansatz zielführend. Dieser Ansatz sollte sowohl medizinisch-präventive als auch - kurative Aktivitäten erfassen und insbesondere psychosoziale Faktoren berücksichtigen".*[166]

Leider ist es bis heute nicht gelungen, mit Werbe- oder Informationskampagnen die besonders betroffenen, unterprivilegierten Schichten zu erreichen. Trotz Ernährungsaufklärung und Ernährungsberatung wurde in den letzten 50 Jahren dieses Ziel nicht erreicht. Ernährungsabhängige Erkrankungen sind nicht rückläufig. Im Gegenteil, die Inzidenz von Übergewicht nimmt weiterhin zu.[167] Hans Kaatsch et.al. beschreiben in ihrem Werk, dass die Gesundheit unserer Kinder einen hohen gesellschaftlichen Stellenwert hat: *„Gesundheitsförderung von Kindern und Jugendlichen ist notwendig. Nicht nur direkte Präventionsmaßnahmen und Programme. Eine verbesserte Schulbildung und ausreichende Unterstützung der Eltern, d.h. eine angemessene Bildungs-, Sozial- und Familienpolitik adressieren auch das Problem „Übergewicht" in seinem gesellschaftlichen Kontext. Sie könnten zu einer Minderung sozialer Unterschiede in der Gesundheit führen. Prävention bedarf der dauerhaften Etablierung durch Maßnahmen auf kommunaler Ebene. Dieses betrifft nicht nur strukturelle Maßnahmen (z.B. mehr und bessere Spielplätze), sondern auch eine bessere Sozialisation und Nachbarschaft durch mehr Partizipation der Menschen. Dieses ist keine abstrakte Idee, sie geht jeden von uns direkt an.*

" Professor Sir Michael Marmot, ein britischer Professor für Epidemiologie und Gesundheitswissenschaften, der eine Forschungsgruppe zur sozial bedingten Ungleichheit von Gesundheitschancen über die letzten 30 Jahre leitete, meint

---

[166] Vgl. Abrahamian,H. (2009): Adipositas – ein soziales Problem?Verfügbar unter: http://sozialmedizin.universimed.com/artikel/adipositas-%E2%80%93-ein-soziales-problem(Stand: 2012-02-29).

[167] Vgl. deutsches Bundesministerium für Bildung und Forschung. Fona Sozial- ökologische Forschung.(2005-2009): Übergewicht und Adipositas bei Kindern, Jugendlichen und jungen Erwachsenen als systemisches Risiko. Verfügbar unter : www.Sozial-öko

dazu: *„ Eine Lösung des Problems liegt in uns selbst. Die Fähigkeit, das Problem „Gesundheit" auf uns selbst zu beziehen und uns auch als Teil des Problems zu erkennen, eröffnet die Möglichkeiten zu seiner Lösung."*[168]

---

[168] Vgl. deutsches Bundesministerium für Bildung und Forschung. Fona Sozial- ökologische Forschung.(2005-2009): Übergewicht und Adipositas bei Kindern, Jugendlichen und jungen Erwachsenen als systemisches Risiko. Verfügbar unter : www.Sozial-ökologische-Forschung.org,(Stand: 2008-09-27).

Fazit

Übergewicht und Adipositas wird uns in den nächsten Jahren vor eine große Herausforderung stellen, denn junge übergewichtige oder adipöse Menschen werden oft auch erwachsene, übergewichtige oder adipöse Menschen und bleiben dies dann auch im höheren Alter. Der Trend zu Übergewicht steigt generell.

Präventionsarbeit in Bezug auf Adipositas sollte deshalb grundsätzlich im Kindesalter beginnen. Der adipöse alte Mensch ist kaum mehr in der Lage, sein nachteiliges Gesundheitsverhalten zu ändern. Das konnte vor allem im empirischen Teil der Forschung, bei der Frage nach dem Wunsch der Bewohner, täglich Obst und Gemüse am Speiseplan zu haben, bestätigt werden. In nur 2 Einrichtungen konnte das Pflegepersonal feststellen, dass über einem Viertel der Bewohner täglich Obst und Gemüse am Speiseplan zu haben, wichtig ist. In 22 von 30 Heimen ist „gesunde Ernährung" kaum Thema. Wichtig sind dem alten Menschen in erster Linie, der Genuss und der Geschmack der Speisen. Der gesundheitliche Aspekt steht im Hintergrund.

Bei der Versorgung und Betreuung adipöser, alter Menschen, stehen vor allem pflegerische Maßnahmen und die Verhütung der Verschlimmerung von Erkrankungen und Behinderungen im Vordergrund, ebenso die Vorbeugung von Folgeerkrankungen, um die körperlichen Kräfte und Ressourcen der Pflegebedürftigen zu erhalten. Eine Prävention im eigentlichen Sinn ist in diesem Alter nicht mehr möglich und zielführend.

Nur bedingt verifiziert hat sich die Hypothese, dass Migranten und/oder Bewohner mit geringem Ausbildungsgrad fette und süße Speisen bevorzugen, da der Anteil der Bewohner mit geringem Ausbildungsstand in den Häusern, ohnehin ein sehr hoher ist. In nur 2 von 30 Einrichtungen haben mehr als 50 % der Bewohner eine abgeschlossene Berufsausbildung. Das liegt auch zusätzlich daran, dass der Frauenanteil in den Pflegeheimen höher ist und wir es noch mit der Generation von Frauen in den Pflegeheimen zu tun haben, die oft noch keine Ausbildung gemacht haben. Die junge Frauengeneration, die in der Gegenwart und in den nächsten Jahren gute Ausbildungen abschließen, werden dann möglicherweise andere Verifizierungen zulassen.

Ebenso bestätigt hat sich, dass es aufgrund von körperlicher Überbelastung bei schwerem Heben adipöser alter Menschen, zu vermehrten Krankenständen kommt. In 20 Häusern verzeichnete man deshalb bis zu 25% der gesamten Krankenstände.

Theoretische Ergebnisse belegen, dass der Anteil adipöser Pfleger sich ebenfalls erhöht hat. Es gibt aber in diesem Bereich noch kaum Studien, die die Folgen und Problematik dieser Entwicklung beleuchten würden.

Das Problem „Übergewicht und Adipositas" hat sich in den letzten 20 Jahren weiter verschärft. Es wird die Gesellschaft auch in den nächsten Jahren massiv fordern.

Literaturverzeichnis

Benecke, A, Vogel,H.(2003): Übergewicht und Adipositas. Gesundheitsberichterstattung des Bundes Heft 16. Robert Koch-Institut.Berlin.

Biesalski, H.K. Bischoff,S.C. Puchstein,C(2010): Ernährungsmedizin: Nach dem neuen Curriculum Ernährungsmedizin der Bundesärztekammer.

Bittner,S.(2007): die Auswirkung sozialer Ungleichheit auf die Gesundheit am Beispiel Übergewicht/Adipositas.

Bundesanstalt Statistik Österreich Wien(2011): Jahrbuch der Gesundheitsstatistik.

Danielzik, S. Müller, MJ. Deutsche Zeitschrift für Sportmedizin. (2006): Sozialer Status und Gesundheit. Jahrgang 57, Nr. 9.

Gesund essen, eine Frage des Geldes? (2007) Gesellschaft, UGB-Forum 2/07.

Helmert, U.(2003): soziale Ungleichheit und Krankheitsrisiken

Huber,G. (2009): Normalgewicht- Das Deltaprinzip: Grundlagen und Module zur Planung von Kursen.

Hurrelmann, K. (2006) Gesundheitssoziologie: Eine Einführung in sozialwissenschaftliche Theorien von Krankheitstheorien und Gesundheitsförderung. Völlig überarbeitete Auflage. Weinheim und München

Kaatsch, H.J. Rosenau,H.Taube,F.Theobald ,W.(2008): Ethik der Agrar- und Ernährungswissenschaften.

Kaiser, C.(2001): Ernährungsweisen von Familien mit Kindern in Armut. Eine qualitative Studie zur Bedeutung und Erweiterung des Konzepts der Ernährungsarmut.

Langosch, J. M. (2007): Gewichtsveränderungen unter der Therapie mit Psychopharmaka. Fortschritte der Neurologie, Psychiatrie.

Laux ,G. Dietmaier,O.(2009 Achte Auflage): Psychopharmaka .Verständlich und informativ für Patienten und Angehörige. Fakten statt Mythen.

Lehrke,S.Laessle, R.(2009): Adipositas im Kindes- und Jugendalter: Basiswissen und Therapie. zweite Auflage, Heidelberg.

Mensink G, Bundes-Gesundheitssurvey(2003): Körperliche Aktivität. Aktive Freizeitgestaltung in Deutschland. Beiträge zur Gesundheitsberichterstattung des Bundes, Berlin: Robert Koch-Institut.2003.

Muff C. (2009) Soziale Ungleichheiten im Ernährungsverhalten: theoretische Hintergründe u. Forschungsstand.

Pollmer,U. (2005): Eßt endlich normal.

Pott G. (2007): Das metabolische Syndrom -Übergewicht, Bluthochdruck, Diabetes mellitus mit den Folgen Herzinfarkt und Schlaganfall.

Rütten, A. Abu-Omar, K. Lampert,T. Ziese,T. (2005). Gesundheitsberichterstattung des Bundes: Körperliche Aktivität Heft 26,2005.

Samitz,G. Mensink,G.B.M.(2002): Körperliche Aktivität in Prävention und Therapie. Hans Marseille-Verlag.2002.

Schmid, T. Bürg, C. Troy, D, Wagner, A.SFS. sozial ökonomische Forschungsstelle. (2009): Familienbericht 2009. Kapitel: Armut und Armutsbedrohung.

Schwetz, H. Samac,K. Stressegger-Einfalt,R.(2010) Einführung in das quantitativ orientierte Forschen und erste Analysen mit SPSS18, zweite aktualisierte Auflage.

Waskow,F. Rehaag,R. Barlösius,E.(2003): Ökologisches Wirtschaften 3-4/2003, Schwerpunkt.Geteilte Verantwortung im Verbraucherschutz. Ernährungsarmut– Nebenwirkung sozialpolitischen Strukturwandels? KATALYSE Institut für angewandte Umweltforschung.

Wechsler, J. G.(2 aktualisierte und erweiterte Auflage 2003): Adipositas- Ursachen und Therapie. Berlin- Wien.

Wilkinson, R. Pickett, K. (2009):Gleichheit ist Glück. Warum gerechte Gesellschaften für alle besser sind.

Winkler,J. Stolzenberg,H. (1999): Der Sozialschichtindex im Bundesgesundheitssurvey, in: Das Gesundheitswesen 61 Sonderheft 2,1999.

Internetverzeichnis

Abrahamian,H. (2009): Adipositas – ein soziales Problem? Verfügbar unter: http:// sozialmedizin.universimed.com/artikel/adipositas-%E2%80%93-ein-soziales-problem (Stand: 2012-02-29).

Adipositas (2007): Körperliche Einschränkungen als Preis für ein längeres Leben? Verfügbar unter: www.aerzteblatt.de Adipositas: Körperliche Einschränkungen als Preis für ein längeres Leben? (Stand: 2012-03-02).

Adipositas: Status des Freiburger Patientenkollektives zum Zeitpunkt der Erstvorstellung sowie Erfolge der Therapie. Ruetsch,R. (2009). Verfügbar unter: http:// www.freidok.unifreiburg.de/volltexte/6851/pdf/DissertationRuetsch.pdf (Stand: 2011-11-29).

Akademie der Ärzte.(2010): Abschlussarbeit ÖÄK Diplomlehrgang ‚Geriatrie, Empfehlungen aktueller internationaler Leitlinien zu Körpergewicht, Übergewicht, Adipositas und Gewichtsreduktion für Menschen ab dem 65. Lebensjahr. Verfügbar unter: http://www.arztakademie.at/fileadmin/template/ main/Geriatrie/ Publikationen09-10/Hoeffinger.pdf (Stand: 2012-02-02).

Armut, soziale Ungleichheit und Gesundheit. Expertise des Robert Koch-Instituts (Hrsg.) zum 2. Armuts- und Reichtumsbericht der Bundesregierung. (Berlin 2005). Verfügbar unter: http://www.rki.de .Robert Koch Institut RKI, (Stand: 2012-02-04).

Armut, Uni Hamburg. Verfügbar unter: www.sign-lang.uni-hamburg.de/ projekte/slex/seitendvd/konzepte/L50/L5034.htm (Stand: 2012-01-13).

ARS MEDICI 2 (2010). BEISE, U. Übergewicht: die Risiken werden überschätzt. Verfügbar unter: http://www.rosenfluh.ch/rosenfluh/ articles/download/1136/ Uebergewicht_2.10.pdf (Stand: 2012-02-10).

Bartholomeyczik,S. (2006): Prävention und Gesundheitsförderung als Konzepte der Pflege, Beitrag Pflege& Gesellschaft 11. Jg. 2006. Verfügbar unter: http://www.altenpflege.vincentz.net/fileserver/vincentzverlag/files/54500/54517/Praevention_und_Gesundheitsfoerderung.pdf (Stand: 2012-02-20).

Berlin Institut für Bevölkerung und Entwicklung,(2010) Ylva Köhncke: Übergewicht. Verfügbar unter: http://www.berlin-institut.org/online-handbuch demografie/bevoelkerungsdynamik/auswirkungen/uebergewicht.html (Stand: 2012-02-09).

Blick auf den Teller: Ist eine ausgewogene Ernährung leistbar? A. Ebner-Pladerer, ÖGUT – Österreichische Gesellschaft für Umwelt und Technik (2008). Verfügbar unter: http://www.oegut.at/downloads/pdf/nk_vortrag_ernaehrung_ae.pdf (Stand: 2012-02-16).

Bundesministerium für Gesundheit Österreich : Gesundheit und Gesundheitsförderung. Verfügbar unter: http://bmg.gv.at/home/Schwerpunkte/Praevention/ Gesundheit_ und_ Gesundheitsfoerderung (Stand: 2012-02-27).

Bundesministerium für Gesundheit Österreich(2011): Nationaler Aktionsplan Ernährung NAP.e Nationaler Aktionsplan Ernährung inkl. Maßnahmenübersicht und Planung. Verfügbar unter: http://bmg.gv.at/cms/home/attachments/ 1/3/0/CH1046/ CMS1264514565545/nape_210111.pdf (Stand: 2012-02-20).

Bundesministerium für Jugend und Familie Gesundheit. Österreichische Gesundheitsbefragung 2006/2007 Hauptergebnisse und methodische Dokumentation. Statistik Austria. Verfügbar unter: www.statistik.at/dynamic/wcmsprod/ idcplg? IdcService...(Stand: 2012-01-23).

Bundesministerium für Jugend und Familie Gesundheit Sozio-demographische und sozio-ökonomische Determinanten von Gesundheit Auswertungen der Daten aus der Österreichischen Gesundheitsbefragung 2006/2007.Verfügbar unter: www.statistik.at/dynamic/wcmsprod/idcplg? Idc Service.(Stand: 2012-01-27).

Definition Armut(2012).Verfügbar unter: www.sign-lang.uni hamburg.de/projekte/ slex/seitendvd/konzepte/L50/L5034.htm (Stand: 2012-02-07).

Depression(2006): Dunkler Schatten über der Partnerschaft. Medizin populär Ausgabe 11/2006, Von Mag. Karin Kirschbichler verfügbar unter: http://www.medizin populaer.at/tags/details/article/depression-dunkler-schatten-ueber-der-partner schaft.html (Stand: 2012-01-22).

Deutschen Ärztetag(2005) in Berlin. Verfügbar unter: http://www.bundesaerzte kammer.de/page.asp?his=0.2.20.1827.1834.1848 (Stand: 2012-01-12).

Deutsches Bundesministerium für Bildung und Forschung. Fona Sozial-ökologische Forschung.(2005-2009): Übergewicht und Adipositas bei Kindern, Jugendlichen und jungen Erwachsenen als systemisches Risiko. Verfügbar unter : www. Sozial-ökologische-Forschung.org,(Stand: 2008-09-27).

Deutsches Bundesministerium für Bildung und Forschung (2011): Präventionsforschung. Verfügbar unter: http://www.bmbf.de/de/1236.php (Stand: 2012-02-28).

Deutsches Bundesministerium für Gesundheit(2007). Verfügbar unter: http://www. die-gesundheitsreform.de/glossar/morbiditaet.html (Stand: 2008-01-24).

Deutsches Institut für Armutsbekämpfung. Relative Armut (2008) verfügbar unter: http://www.armut.de/definition-von-armut_relative-armut.php (Stand: 2012-02-07).

Deutsches Institut für Menschenrechte. Gibt es ein Menschenrecht auf Gesundheit? Verfügbar unter: http://www.dimr.eu/questions.php?questionid=174 (Stand: 2011-12-13).

Deutscher Kooperationsverbund für Gesundheitsförderung bei sozial Benachteiligten: Kapitel 1 - Was ist Gesundheit? Verfügbar unter: http://www.gesundheitliche-chancengleichheit.de/gesundheitsfoerderung-im-quartier/aktiv-werden-fuer-ge sundheit-arbeitshilfen/teil-1-gesunde-lebenswelten-schaffen/was-ist-gesundheit/ (Stand: 2012-02-29).

Die Kinder- und Jugendgesundheitssurvey. (2006): Studie des Robert Koch-Instituts. Verfügbar unter: http://www.kiggs.de/experten/ kurzbeitraege/ 2011/ index.4ml (Stand: 2012-01-13).

Dokumentation, Gesundheitsförderung bei sozial Benachteiligten .Hamburg (2005): „Was uns schmeckt, bewegt uns". Fehl ernährt, weil das Geld fehlt? Kamensky,J. Essverhalten von armen Kindern und Ansätze der Gesundheitsförderung Förderung des Ernährungs- und Bewegungsverhaltens von Kindern, Jugendlichen und ihren Familien in den Settings Stadtteil, Schule und KiTa. Verfügbar unter: http://www.kinderumweltgesundheit.de/index2/pdf/ themen/Bewegung/ Doku_Fachtagung.pdf (Stand: 2012-02-16).

Doppelbudget Gesundheit (2009 und 2010): Präventionsgesetz liegt auf Eis. Verfügbar unter: http://www.medical-tribune.at/dynasite.cfm? dsmid=98838&dspaid =795895 (Stand: 2012-02-22).

Dorner, T. E. A. Rieder,A. (2010): Das Adipositasparadoxon oder Reverse Epidemiologie. Hohes Körpergewicht als protektiver Faktor bei bestimmten chronischen Bedingungen? Verfügbar unter: http://www.adipositas-austria.org/pdf/news/ 1004_ Dorner_Adipositasparadoxon_DMW.pdf (Stand: 2012-01-31).

Ergebnisse des Forschungsprogramms „Soziale Ungleichheit von Gesundheit und Krankheit in Europa" der European Science Foundation Foundation. Johannes Siegrist Institut für Medizinische Soziologie Universität Düsseldorf. Verfügbar unter: http://www.bundesaerztekammer.de/downloads/Top04SiegristFolien.pdf (Stand: 2012- 01-05).

Erster österreichischer Adipositasbericht 2006. Grundlage für zukünftige Handlungsfelder :Kinder, Jugendliche, Erwachsene. Institut für Sozialmedizin, Zentrum für Public Health.Medizinische Universität Wien. Österreichische Adipositasgesellschaft. (Präsident: Univ.-Prof. Dr. Thomas Wascher).Verfügbar unter: http:// www. medical-tribune.at/mm/mm002/Adipositasbericht_2006.pdf (Stand: 2012-01-12).

Europäisches Informationszentrum für Lebensmittel. (2007): Adipositasprävention im Kindesalter. Erkenntnisse aus früheren Studien. Verfügbar unter: http://www.eufic.org/article/de/artid/Adipositaspraevention-Kindesalter-Erkenntnisse-Studien/ (Stand: 2012-02-29).

Europäische Union - EU und Gesundheit. EU-Arbeitsprogramm Gesundheit. Die Fördertöpfe sind neu gefüllt. Verfügbar unter: http://www.medical-tribune. at/dyna site.cfm?dsmid=111394&dspaid=966261 (Stand: 2012-02-12).

Fachzeitschrift Prävention &Prophylaxe (2/2001): Suchtreport 6/01.Prävention als Begleitung von Veränderungsprozessen. Verfügbar unter: http://www.fen.ch/texte/mh_veraenderung.htm (Stand: 2012-02-19).

Fachzeitschrift Prävention& Prophylaxe(2/2001): Was ist Prävention. Verfügbar unter: http://www.fen.ch/texte/mh_form.htm (Stand: 2012-02-18).

Fona, sozial- ökologische Forschung. Bundesministerium für Bildung und Forschung.(2005): Übergewicht und Adipositas bei Kindern, Jugendlichen und jungen Erwachsenen als systemisches Risiko. Verfügbar unter: http://www.sozial-oeko logische-forschung.org/de/700.php (Stand: 2012-03-05).

Fonds Gesundes Österreich. Arbeitsprogramm(2011).Verfügbar unter: http://www.fgoe.org/presse-publikationen/downloads/programme-berichte/copy _of_arbeitspro gramm-2011/2011-03-23.6795262633 (Stand: 2012-02-03).

Fonds Gesundes Österreich. Tagungsband der 9. Österreichischen Präventions- tagung (2007): Soziale Ungleichheit und Gesundheit. Verfügbar unter: http://www.fgoe.org/presse-publikationen/downloads/tagungsbande/tagungsband-soziale-unggleichheit-und-gesundheit/2009-08-28.8211777691 (Stand: 2012-02-22).

Forschungsschwerpunkte der Abteilung, soziale Indikatoren: Soziale Ungleichheit. Verfügbar unter: www.gesis.org (Stand: 2008-02-13).

Fröschl,B. Haas,S.Wirl,C. Deutsche Agentur für Health Technology Assessment des Deutschen Instituts für Medizinische Dokumentation und Information (DAHTA (at)DIMDI), Köln (2009): Prävention von Adipositas bei Kindern und Jugendlichen. (Verhalten- und Verhältnisprävention. Verfügbar unter: http://portal.dimdi.de/de/hta/hta_berichte/hta242_bericht_de.pdf (Stand: 2012-02-27).

Gemeinnützige Stiftung Wissen macht Gesund. Prim. Doz. Dr. Teresa Wagner. Ernährung und Übergewicht (2010): Übergewicht in Österreich. Verfügbar unter : http://www.wissenmachtgesund.at/gesundheit/ernaehrung.html#c304 (Stand: 2012-02-21).

Gesamte Rechtsvorschrift für Internationaler Pakt ü. wirtschaftliche, soziale u. kulturelle Rechte(2012). Verfügbar unter: http://www.ris.bka.gv.at/Geltende Fassung.wxe?Abfrage=Bundesnormen&Gesetzesnummer=10000629 (Stand: 2012-01-11).

Gesundheitsberichterstattung des Bundes. Glossar. Verfügbar unter: http://www.gbe-bund.de/glossar/Mortalitaet.html (Stand: 2011- 09-16).

Gesundheitsförderung Schweiz: Übergewicht bei Kindern und Jugendlichen. Verfügbar unter: http://www.gesundheitsfoerderung.ch/pdf doc_xls/d/gesundes koerpergewicht/grundlagen_wissen/Uebergewicht_Kinder_D.pdf (Stand: 2012-03-02).

Gesund und günstig essen. Dr. T. Hartl (2010). Verfügbar unter: http://www.forum gesunheit.at/portal27/portal/forumgesundheitportal/channel _content/cmsWindow?p_tabid=3&p_menuid=63338&action=2&p_pubid=638675(Stand: 2012-02-16).

Großschädl,F. Stronegger,W. (2011): Wer ist in Österreich adipös. Verfügbar unter: Ärzte Woche 46 /2011 , http://www.springermedizin.at/artikel/24743-wer-ist-in-oesterreich-adipoes (Stand : 2012-01-10)..

Hochaltrigkeit in Österreich. Eine Bestandsaufnahme Koordination: Wien, im Oktober 2008 1. Auflage Bundesministerium für Soziales und Konsumentenschutz. Verfügbar unter: http://www.uni-graz.at/ukidabww _bmask_hochaltrigen kleine_ datei.pdf (Stand: 2012-01-23).

Hochschule für Angewandte Wissenschaften Hamburg u.Techniker Krankenkasse (2002-2006): Projekt Kindergesundheit- Adipositasprävention. Verfügbar unter: http://www.primakids.de/ (Stand: 2012-03-04)

Institut für Ernährungswissenschaften, Uni. Wien(2008): Österreichischer Ernährungsbericht 2008,1. Auflage, März 2009.Verfügbar unter: http://bmg.gv.at/cms/ home/attachments/5/6/0/CH1048/CMS1288948560136/ der_gesamte_ ernaehrungsbericht.pdf (Stand: 2012-02-28).

Kiefer,I. Kunze,M. Rieder,A.Epidemiologie der Adipositas. Journal für Ernährungs medizin(2001).Verfügbar unter: http://www.kup.at/kup/pdf/692.pdf (Stand: 2012-01-16).

Kölner Universitätszeitung(2009): Nutzen oder Risiko. Behandlung von Kindern und Jugendlichen mit neuartigen Psychopharmaka nimmt zu. Verfügbar unter: http://www.pressoffice.uni-koeln.de/2357.html (Stand: 2012-02-08).

Lampert,T. Saß, A.-C. Häfelinger, M. Ziese T.(2005): Beiträge zur Gesundheitsberichterstattung des Bundes. Armut, soziale Ungleichheit und Gesundheit. Expertise des Robert Koch-Instituts (Hrsg.) zum 2. Armuts- und Reichtumsbericht der Bundesregierung. Berlin.Verfügbar unter: http:// www.rki.de. (Stand: 2008-09-11).

Mag.ª Michaela Stoiber .momentum08 migrare – Zenrum für MigrantInnen (2008): Gesundheit und soziale Ungleichheit von Migrantinnen und Migranten in Österreich. Verfügbar unter: http://momentum-kongress.org/ cms/uploads/ documents/ Beitrag_Stoiber12_5_2011_2229.pdf (Stand: 2012-02-17).

Maßnahmen zur Gesundheitsförderung und Krankheitsprävention. Verfügbar unter: http://m.sbg.arbeiterkammer.at/online/gesundheitsfoerderung-und-praevention -47286.html (Stand: 2012-02-28)

Mauro Zamboni, Francesco Fantin, Ana Sepe (2009): Sarkonpenie und Frailty - Sarkopenische Adipositas. Verfügbar unter: http://www.rosenfluh.ch/rosenfluh/ articles/download/88/Sarkopenische_Adipositas.pdf (Stand: 2012-02-03).

Migrantenkinder mögen Fast Food und süße Snacks. Wenn Integration der Gesundheit schadet (2009).Verfügbar unter: http://www.berlin-institut.org/newsletter/78_03_August_2009.html.html (Stand: 2012-11-06).

Migration und Gesundheit Michael Knipper/Yasar 2009. Konrad-Adenauer-Stiftung e.V. Sankt Augustin/Berlin. Verfügbar unter: http://www.kas.de/wf/doc/kas_16451-544-1-30.pdf (Stand: 2012-02-18).

Mikrozensus. Verfügbar unter: www.wikipedia.org (Stand: 2012-02-28).

Nachrichten aus australischer und neuseeländischer Wissenschaft und Forschung vom Australisch-Neuseeländischen Hochschulverbund/Institut Ranke-Heinemann (2012). Zusammenhang zwischen Adipositas und Diabetes. Monash University - Universität in Melbourne / Australien. Verfügbar unter: http://www.wissenschaft-australien.de/australien000238.html (Stand: 2012-02-14).

National Institutes of Health (NIH): Agentur für das United States Department of Health und Human Services. Primäre Agentur der Regierung der Vereinigten Staaten. Verantwortlich für die biomedizinische Forschung. Verfügbar unter: www.wikipedia.org (Stand: 2008-09-13).

OECD. Organisation für wirtschaftliche Zusammenarbeit und Entwicklung (2010) Warum Übergewicht in anglikanischen Ländern höher ist. Verfügbar unter: http://www.zentrum-gesundheit.eu/innere-medizin/neuigkeiten/warum-ubergewicht-in-anglikanischen (Stand: 2012-02-14).

Österreichische Adipositasgesellschaft (2012): Nein zur Stigmatisierung von adipösen Menschen, verfügbar unter: http://www.adipositas-austria.org/1008_nein_ zur_stigmatisierung.html (Stand: 2012-02-02).

Reichtumsberichtsentwurf der Bundesregierung ein. Verfügbar unter: http://www.uni-mainz.de/presse/22436.php (Stand: 2012-01-28).

Sozialbericht für die Bundesrepublik Deutschland. Sozial-"Datenreport 2011": Zunahme von gesundheitlicher Ungleichheit zwischen Gering- und Vielverdienern seit den 1990er Jahren. Verfügbar unter: http://forum-gesundheitspolitik .de/artikel/ artikel.pl?artikel=2013 (Stand: 2012-01-18).

Soziale Schichtung. Theorien sozialer Ungleichheit. Vortrag von Prof. Mag. DDDr. Erwin Riefler (Sir Karl Popper Society). Verfügbar unter: http://www.poppersociety. net/documents/Soziale_Schichtung.pdf, S.10. (Stand: 2008-03-28).

Sozialindex: Das Wichtigste in Kürze. Bildungsdirektion Kanton Zürich.Bildungsplanung. (2004 - überarbeitet 2010). Verfügbar unter: http://www.bista. zh.ch/ usi/ downloads/Kurzbeschreibung%20Sozialindex.pdf (Stand: 2012-01-14).

Schneider,U. Österle, A. Schober, D. Schober,C.(2006): Die Kosten der Pflege in Österreich. Ausgabenstrukturen und Finanzierung. Forschungsbericht. Verfügbar unter: http://www.wu.ac.at/sozialpolitik/pub/fbn02_06 (Stand: 2012-02-12).

Schulministerium.NRW.DE Das Bildungsportal. Verfügbar unter: http://www. schulministerium. nrw.de/BP/(Stand: 2012- 01-09).

Der Schweizerische Nationalfonds (SNF) Institution zur Förderung der wissenschaftlichen Forschung. Verfügbar unter: http://www.snf.ch/D/international/ europa/Seiten/european-science-foundation.aspx (Stand: 2012-202-22).

Statistik Austria, Armut und soziale Eingliederung. Verfügbar unter: http://www. statistik.at/web_de/statistiken/soziales/gender-statistik/armutsgefaehrdung/ index.html (Stand: 2012-01-05).

Uebergewicht. Köhncke Ylva. Online-Handbuch Demografie.(2010) Berlin Institut für Bevölkerung und Entwicklung. Verfügbar unter: http://www.berlin-institut. org/ online-handbuchdemografie/bevoelkerungs dynmik/auswirkungen/ uebergewicht. html (Stand: 2012-02-18).

Umweltlexikon-online.de(2008):Setting-Ansatz. Verfügbar unter: http://zpm. ke.uni-hamburg.de/ Webpdf/10%20Praevention%20080618.pdf (Stand:2012-02 28).

Warum müssen arme Menschen früher sterben? Ein medizin-soziologischer Überblick über den Zusammenhang zwischen sozialer Ungleichheit und Gesundheit.

Verfügbar unter: http://www.muenchner-wissenschaftstage. de/2011/upload/ download/ JanenSozialeUngleichheitund_Gesundheit.pdf (Stand: 2012-01-13).

Wirtschaftsethik im Gesundheitswesen. Sommersemester 2008 Soziale Ungleichheit in der Gesundheitsversorgung. Universität Bayreuth PD Dr. Arne Manzeschke. Verfügbar unter: http://www.ethik.uni-bayreuth.de/downloads/ WiG_10_Soziale_Ungleichheit.pdf(Stand:2012-01-16).

WISO - Institut für Sozial- und Wirtschaftswissenschaften(4/2010):Gleichheit ist Glück. Warum gerechte Gesellschaften für alle besser sind. Wilkinson R.Pickett,K. Buchbesprechung. Verfügbar unter: http://www.isw linz.at/themen/ dbdocs/ BB_ Csoka_4_10.pdf(Stand:2012-03-04).

Zehn Fragen an die Tafeln. Verfügbar unter: http://www.tafel.de/10-fragen-an-die-tafeln.html (Stand: 2012-01-05).

Zentrale Ergebnisse aus der HBSC-Studie (2010).Verfügbar unter: http://www. gesunde schule.at/ ? page_id=198 (Stand: 2012-03-02).

Zum Zusammenhang von Armut, Schulden und Gesundheit. (2008): Forschungsergebnisse des Instituts für Arbeits-, Sozial- und Umweltmedizin. Armuts- und Reichtumsberichtsentwurf der Bundesregierung ein. Verfügbar unter: http://www.uni-mainz.de/presse/22436.php (Stand: 2012-01-28).